Kriseninterventionen im pflegerischen Setting

Krisenintervention im pflegerischen Setting

Manuela Fastner

Manuela Fastner

Krisenintervention im pflegerischen Setting

Praxisbuch zur psychosozialen Krisenbegleitung für Pflegefachpersonen und Gesundheitsberufe

hogrefe

Manuela Fastner. MSc, Pflegepädagogin, Diplomierte Gesundheits- und Krankenschwester, Dipl. Mentaltrainerin, Supervisorin und betriebspsychologische Beraterin
E-Mail: fastner.krisenintervention@gmail.com

Bibliografische Information der Deutschen Nationalbibliothek
Die Deutsche Nationalbibliothek verzeichnet diese Publikation in der Deutschen Nationalbibliografie; detaillierte bibliografische Daten sind im Internet über http://www.dnb.de abrufbar.

Anregungen und Zuschriften bitte an:
Hogrefe AG
Lektorat Pflege
z. Hd. Jürgen Georg
Länggass-Strasse 76
3012 Bern
Schweiz
Tel. +41 31 300 45 00
info@hogrefe.ch
www.hogrefe.ch

Lektorat: Jürgen Georg, Julien Lehmann
Bearbeitung: Martina Kasper
Herstellung: René Tschirren
Umschlagabbildung: Getty Images/Larry Williams
Satz: punktgenau GmbH, Bühl
Druck und buchbinderische Verarbeitung: AZ Druck und Datentechnik GmbH, Kempten
Printed in Germany

1. Auflage 2021

(E-Book-ISBN_PDF 978-3-456-96088-3)
(E-Book-ISBN_EPUB 978-3-456-76088-9)
ISBN 978-3-456-86088-6
http://doi.org/10.1024/86088-000

Inhaltsverzeichnis

Vorwort

Eine lebensbedrohliche Erkrankung, der Einzug in ein Seniorenwohnheim oder der Verlust einer nahestehenden Person sind für Menschen häufig Auslöser einer psychosozialen Krise. Durch diese Schicksalsschläge verlieren Menschen vielfach ihr seelisches Gleichgewicht und sind auf Hilfe angewiesen. Die Berufsgruppe der Pflegefachkräfte steht den Betroffenen bei drastischen Ereignissen mit dem größten Zeitumfang am Krankenbett zur Seite. Dies bedeutet, dass die Krisenintervention im stationären Bereich einen großen Teil der Pflegetätigkeit einnimmt und einen wichtigen Stellenwert aufweist. Allerdings ist die Thematik der Krisenintervention in der Ausbildung der Gesundheits- und Krankenpflege im Umfang beschränkt, infolgedessen sind die Pflegefachkräfte selten in der Praxis ausreichend interventionsfähig. Die Pflegefachkräfte fühlen sich vielfach mangelhaft geschult und demnach im Geschehen der Krisenbegleitung unsicher. Darüber hinaus sind die Kompetenz- und Aufgabenbereiche nicht genau beschrieben bzw. klar von anderen Berufsgruppen getrennt. So erfolgt die Krisenbegleitung in unterschiedlicher Qualität meist intuitiv und beruht auf Erfahrungswerten der intervenierenden Pflegefachkraft. Dabei wäre die Voraussetzung für eine professionelle pflegerische Krisenbegleitung der Aufbau einer vertrauensvollen Beziehung zu den Betroffenen und ein breitgefächertes theoretisches Hintergrundwissen zu aktuellen Krisenkonzepten. Weiterhin ist der Einsatz adäquater Interventionsmöglichkeiten und ein umfangreiches Methodenspektrum bzw. ressourcenorientierte Assessments unabdingbar. Die Sichtbarkeit der pflegerischen Intervention als Maßnahme im Pflegeprozess sollte ein wichtiges Unterfangen sein, um für die Betroffenen eine lückenlose und angemessene Begleitung zu gewährleisten und den Kompetenzbereich der Pflege darzustellen. Hierzu wäre es relevant, die pflegerische Krisenintervention als wissenschaftliche Thematik in den Fokus der Pflegeforschung zu stellen.

Manuela Fastner
Bad Reichenhall, Juni 2020

Einleitung

Ein Mensch wird im Laufe seines Lebens immer wieder mit Schicksalsschlägen und kritischen Lebensereignissen konfrontiert, denen er meist ohne Vorwarnung ausgeliefert ist. Es kann passieren, dass nahestehende Personen durch Tod oder Trennung verloren werden oder eine schwere Krankheit den Menschen in die Knie zwingt. Schmerzhafte Verluste und geplante oder ungeplante massive Veränderungen durchkreuzen die Pläne und Ziele für die Zukunft der Menschen und werfen sie aus der Normalität des Alltags. Drastische Ereignisse, denen die Betroffenen schutzlos ausgeliefert sind, schmerzen und bringen das seelische Gleichgewicht so sehr ins Wanken, dass sie eine große Bedrohung für die psychische Gesundheit darstellen können. Wird die Belastungsgrenze durch Hilflosigkeit und den Verlust der Handlungsfähigkeit überschritten, befindet sich die Person auf dem Weg in eine psychosoziale Krise (Stein, 2009).

Jede Gesundheits- und Krankenpflegefachkraft wird in unterschiedlichem Ausmaß und je nach Arbeitsbereich tagtäglich mit den verschiedensten psychosozialen Krisen von Patientinnen und Patienten konfrontiert. Die Aufnahme in eine Klinik, schwere Erkrankungen, Unfälle, Gewaltdelikte, Operationen, nahender Tod, Pflegebedürftigkeit, Gebrechlichkeit im Alter oder der Umzug in ein Seniorenwohnheim sind Zäsuren, die bei den meisten Menschen eine psychosoziale Krise mit sich bringen. Die Pflegefachkräfte stehen bei solchen Ereignissen den Betroffenen mit dem größten Zeitumfang am Krankenbett zur Seite. Dies bedeutet, dass die Krisenbegleitung im stationären Bereich einen großen Teil der Pflegetätigkeit einnimmt, allerdings kaum in der Tätigkeitsbeschreibung der Pflegefachkräfte in Erscheinung tritt.

Bei der Krisenbegleitung sind u.a. kommunikative Fähigkeiten und Gesprächstechniken der Pflegefachkraft entscheidend. Eine intuitive Kommunikation in unterschiedlicher Qualität ist in Krisensituationen zu überdenken. Kommunikative

Fähigkeiten, Methodenflexibilität, eigene Psychohygiene und fundierte Kenntnisse über Krisenkonzepte in Theorie und Praxis sind Voraussetzung für eine gelungene Krisenintervention (Ortiz-Müller, Scheuermann & Gahleitner, 2010).

Pflegefachkräfte fühlen sich durch die psychosozialen Krisen der Patientinnen und Patienten häufig überfordert. Schwere Krisen können durch die eigene emotionale Betroffenheit die Pflegenden sprachlos machen. Dies erschwert den Krisenprozess massiv. Auch die zu hohen Erwartungen der Betroffenen an die helfenden Berufe, wie z. B. perfekte Lösungs- oder Heilungsansätze zu präsentieren, bringen diese in Bedrängnis. Das erfordert Strategien zur Herangehensweise und Abgrenzung bei schweren Krisenerlebnissen (Raddatz & Peschers, 2007).

Dieses Buch soll Berührungsängste mit Menschen in Krisensituationen abbauen, kompetentes Auftreten und situationsgerechte verbale und nonverbale Kommunikation während einer Krisenbegleitung durch Gesundheits- und Pflegeberufe fördern. Unter anderem soll die Tätigkeit der Krisenintervention durch Pflegefachkräfte sichtbar gemacht werden, da Methoden benannt sowie Assessmentinstrumente herangezogen werden können und dadurch dokumentierbar sind. Das Buch soll Wege für eine professionelle Krisenintervention aufzeigen und dazu beitragen, dass Pflegefachkräfte durch fachspezifisches Wissen positiven Einfluss auf die Suizidprävention nehmen können und auch in sehr belastenden Situationen für Patientinnen und Patienten wichtige Wegbegleiter sind.

Neben der Zusammenfassung des Buches in **Kapitel 6** finden die Leser und Leserinnen als Abschluss eines jeden Kapitels eine kurze Zusammenfassung der wesentlichen angesprochenen Inhalte sowie als Reflexion Fragen zu dem Inhalt. Die jeweils richtige Antwort ist für Sie erkenntlich hervorgehoben.

1
Krisen und Krisenprozess

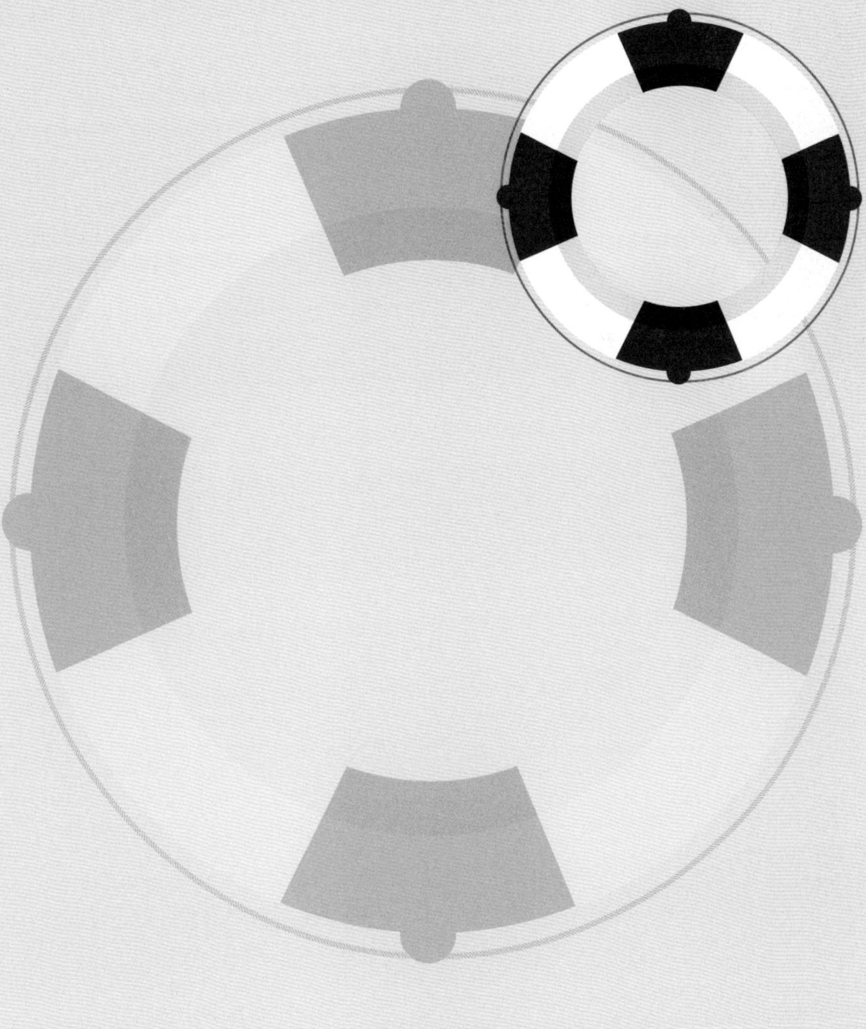

Krisen sind so alt wie die Menschheit und gehören nach allgemeinem Verständnis zum menschlichen Leben. Jeder Mensch wird im Laufe seines Lebens von Krisen unterschiedlichen Ausmaßes betroffen sein und sich mit den Aspekten einer Krise und dem Krisenprozess auseinandersetzen müssen (Hülshoff, 2017; Stein, 2009; Dross, 2001).

Unabhängig von der Lebensphase, in der sich ein Mensch befindet, kann ihn zu jeder Zeit eine Krise treffen. Krisen sind allgegenwärtig und es ist fraglich, was eigentlich eine Ausnahme oder eine Abweichung zur Normalität darstellt. Beck formuliert hierzu den Begriff der Normalitätskrise, da der moderne Mensch ein ständig steigendes Krisenpotenzial herausbildet, werden psychosoziale Krisen im täglichen Leben „normal". Dies ist mitunter dem Modernisierungsprozess geschuldet, der eine sogenannte Zivilisationsverelendung mit sich bringt (Beck, 1986). Dies bedeutet, dass die Mehrheit der Menschen psychosoziale Krisen als Konsequenzen der Modernisierung und Industrialisierung erlebt, z. B. Zivilisationskrankheiten.

Neben einer schweren Erkrankung kann auch der Tod eines nahestehenden Menschen oder der Umzug ins Seniorenwohnheim eine drastische Veränderung darstellen, die den Menschen vor eine möglicherweise krisenhafte Herausforderung stellt. Kommt es nun zu einem Ungleichgewicht zwischen dem belastenden Lebensumstand und der eigenen Problemlösungsstrategie, wird das Ereignis als bedrohlich erlebt (**Kap. 1.5**). Der Mensch verliert dadurch sein inneres Gleichgewicht und in weiterer Folge entwickelt sich eine Krisensituation. Diese wird verstärkt, wenn keinerlei zur Bewältigung notwendige, persönliche Ressourcen zur Verfügung stehen. Die Situation, in der sich der Mensch gegenwärtig befindet, wird als Überforderung erlebt. Inwieweit die außergewöhnliche Belastung beim einzelnen Individuum zu einer Krisenreaktion führt bzw. ob und wie Krisen mit den eigenen Fähigkeiten und Ressourcen bearbeitet werden können, ist individuell. Dies hängt u.a. sehr stark von der Persönlichkeit des Menschen ab und unter welchen Umständen und Einflüssen er sich entwickeln konnte (Stein, 2009).

Es spielt eine entscheidende Rolle, wie Erlebnisse in der Vergangenheit verarbeitet wurden und welche Problemlösungsstrategien sich daraus entwickelt haben. Analytisches und zielgerichtetes Handeln sowie innere Gelassenheit haben einen positiven Einfluss. Hierbei sind der materielle Background, äußere Gegebenheiten und soziale Ressourcen, die dem Menschen zur Verfügung stehen, von großer Bedeutung, z.B. ein beständiges soziales Umfeld (Hülshoff, 2017).

Ist der Mensch in einer psychosozialen Krise gefangen, werden Lebensinhalte bedeutungslos, außer sie stehen mit der Krise in Zusammenhang. Die emotionale Belastung ist so immens, dass sie nicht über einen längeren Zeitraum ertragen werden kann. Die Betroffenen werden große Anstrengungen unternehmen, das innere Gleichgewicht wiederzuerlangen. Die hierbei eingesetzten Strategien müssen nicht immer konstruktiv sein (**Kap. 2.4**). Gelingen die Bewältigungsversuche und greifen die Lösungsstrategien, wird die Krise bei den Betroffenen eine positive Bewertung finden. Scheitern allerdings alle Bewältigungsversuche, so kann durch eine Krise schlimmstenfalls eine physische und/oder psychische Krankheit entstehen (**Kap. 3.3**) (Stein, 2009; Hülshoff, 2017).

1.1 Definitionen und Begriffserklärungen

Im Chinesischen setzt sich das Wort Krise aus zwei Schriftzeichen zusammen (**Abb. 1-1**). Das erste Wort *wei* steht für Gefahr, das zweite Wort *ji* für Gelegenheit oder Chance. So beherbergt der Krisenbegriff *wei* einerseits das Bedrohliche, Sorgenvolle und Unberechenbare einer Krise und deutet auf die Dringlichkeit der Bearbeitung hin.

Andererseits bietet *ji* aber auch eine neue Chance: Es wird eigenen Fähigkeiten, Entscheidungen und Veränderungen Raum gelassen (Aguilera, 2000; Sonneck, Kapusta, Tomandl & Voracek, 2016; Stein, 2009; Wingchen, 2006; Hülshoff, 2017). Diese Doppeldeutigkeit des Wortes Krise in der chinesischen Sprache bringt einen entscheidenden Ansatz für die Krisenbegleitung. Er kann betroffenen Menschen sowie Helferinnen und Helfern Kraft geben, die Krisenzeit durchzustehen, denn es wird aufgezeigt, dass jede Krise einen prozesshaften positiven Verlauf nehmen kann (Stein, 2009).

Auch im Altgriechischen beschreibt das Wort *krinein* eine Richtungsänderung. Der Begriff, der wörtlich übersetzt trennen bzw. unterscheiden bedeutet, wird in-

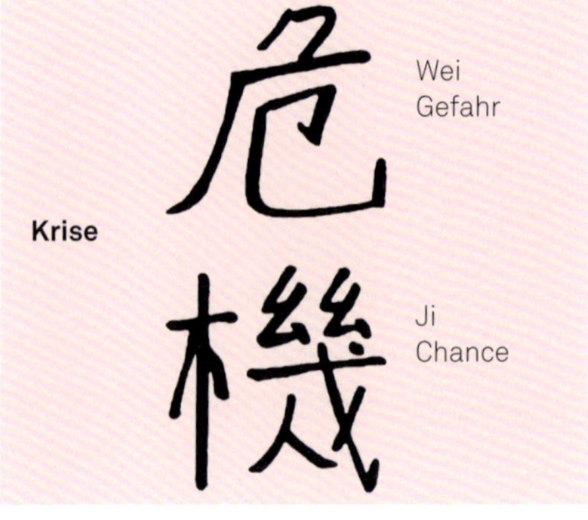

Abbildung 1-1: Chinesische Schriftzeichen für Krise (Quelle: Aguilera, D.C., 2000. Krisenintervention. Bern Huber, S. 3)

terpretiert als richtungsweisender Wendepunkt in einem Entscheidungsprozess. Dieser stellt eine schwierige Situation auf ihrem Höhepunkt mit ungewisser bzw. gefährlicher Entwicklung dar. Ebenso wird medizinisch der Begriff *Krise* während eines Krankheitsverlaufs als ein Wendepunkt beschrieben, wenn bei einer bestehenden Erkrankung massive Krankheitszeichen auftreten, die entweder zu einer drastischen Verschlechterung oder zur Heilung des Zustandes führen, z. B. hypertensive Krise (Hülshoff, 2017; Zeller-Forster, 1998).

Die Bewältigung eines Wendepunktes, der eine schwierige Lebenssituation darstellt, gibt Menschen ein positives autonomes Gefühl. In diesem Zusammenhang kann bei Lebenskrisen auch von Lebenschancen gesprochen werden (Sonneck et al., 2016).

Den Begriff Krise treffend zu beschreiben, ist ein schwieriges Unterfangen. Seit Jahrzehnten bemühen sich Wissenschaftler um eine gemeinsame Definition. Allerdings hat sich bis heute keine der vielen Definitionen klar durchgesetzt. Dennoch ist es von großer Wichtigkeit, die unterschiedlichen Beschreibungen näher zu betrachten, da die Auseinandersetzung mit den wichtigsten Definitionen die Grundlage für das Verständnis zum Thema Krise schafft, welches die Pflege für eine professionelle Krisenbegleitung benötigt (Ihle, 2008).

Der Krisenbegriff hat ebenfalls Einzug in die Alltagssprache gefunden. „Ich krieg' die Krise!", dieser Ausruf ist im deutschsprachigen Raum allgemein bekannt. Er wird als Ausdruck eines Missgeschicks oder einer kurzzeitigen Überforderung umgangssprachlich verwendet. Aus wissenschaftlicher Sicht schafft das Probleme, da das Wort Krise als ein Sammelbegriff genutzt wird (Kunz, Scheuermann & Schürmann, 2009). Dieser umgangssprachliche Krisenbegriff ist entschieden von der psychosozialen Krise abzugrenzen.

Sonneck lehnt seine Definition an die Überlegungen von Caplan (1964) und Cullberg (1978) an und formuliert diese dann wie folgt:

> „[…] den Verlust des seelischen Gleichgewichts, den ein Mensch verspürt, wenn er mit Ereignissen und Lebensumständen konfrontiert wird, die er im Augenblick nicht bewältigen kann, weil sie von der Art und vom Ausmaß her seine durch frühere Erfahrungen erworbenen Fähigkeiten und erprobten Hilfsmittel zur Erreichung wichtiger Lebensziele oder zur Bewältigung seiner Lebenssituation überfordern" (Sonneck et al., 2016, S. 15).

Diese Definition beschreibt, dass ein Mensch emotional nicht in der Lage ist, eine akute Situation oder die Zuspitzung eines Lebensproblems zu bewerkstelligen. Es ist möglich, dass das Unheil durch seine Heftigkeit eine außerordentlich große

Überforderung darstellt oder dass Bewältigungsstrategien, die sich der Mensch im Laufe seines Lebens angeeignet hat, in dieser Situation nicht greifen.

Dross (2001) beschreibt den Krisenzustand einfacher. Sie erläutert, dass Menschen nur in eine Krise geraten, wenn Erlebnisse, Ereignisse oder Veränderungen so extrem belastend sind, dass dadurch der Fortgang des bisherigen Handelns oder Erlebens blockiert wird. Handlungsabläufe können nicht mehr funktionieren, Kontrollverluste in unterschiedlichen Bereichen treten ein, dies führt zu einer emotionalen Instabilität. Ergänzend wird darauf hingewiesen, dass das, was das bisherige Leben ausgemacht hat, durch die Krise „unterbrochen" wird. Dies unterstreicht den akuten und bedrohlichen Charakter einer Krise durch den Kontrollverlust.

Ulich nimmt zudem Bezug auf die zeitliche Begrenzung einer Krise und auf entstehende Selbstzweifel der betroffenen Personen:

> „Krise ist ein belastender, temporärer, in seinem Verlauf und seinen Folgen „offener" Veränderungsprozess der Person (...) im emotionalen Bereich mit dem zentralen Merkmal des Selbstzweifels" (Ulich, 1987, S. 51).

Die zeitliche Eingrenzung einer Krise wird in der Literatur kontrovers diskutiert. Sie reicht von wenigen Tagen bis Wochen. Ciompi (2000) zieht den Grenzwert bei vier bis sechs Wochen. Sehr nachvollziehbar wird diese Eingrenzung der Krisendauer (z.B. maximal acht Wochen für einen Trauerprozess) mit der Begründung kritisiert, dass Menschen auf scheinbar ähnliche externe Anlässe unterschiedlich reagieren. Dies führt zu einer unangemessenen Bewertung von Menschen mit ihren unterschiedlichen Persönlichkeiten und Lebensverläufen (Dross, 2001).

Die zeitliche Erstreckung einer Krise beginnt, indem die Person die Auswirkung des auslösenden Ereignisses versteht, dies geschieht meist einige Zeit nach dem Ereignis. Es stellen sich zu dieser Zeit alle zur Verfügung stehenden Mittel und Bewältigungsversuche als unwirksam heraus. Der Ausgang des Krisenprozesses ist offen, da das emotionale Gleichgewicht durch eine „positive" Bewältigung erlangt werden kann oder eine Einschränkung bei einer Person ohne Bewältigungsstrategien verbleibt. Die zeitliche Erstreckung einer Krise ist kein Zustand, sondern ein prozesshaftes Suchen und erfolgloses Erproben von Lösungen (Dross, 2001).

Zumindest eine vage zeitliche Eingrenzung ist für Pflegefachkräfte von großer Wichtigkeit, um die chronischen Verläufe einer Krise zu erkennen, falls ein Krisenverlauf die zeitliche Eingrenzung von sechs Wochen überschreitet. Wenn sich ein Bewohner beispielsweise nach sechs Wochen immer noch nicht im Seniorenwohnhaus eingelebt hat und seine Stimmung immer depressiver wird, er viel weint und täglich fragt, wann er endlich wieder nach Hause darf, dann muss mit einer Gefährdungssituation gerechnet werden. Während der pflegerischen Krisenbegleitung muss genau eruiert werden, welche Problematik hier vorliegt. Die Gefahren, die von psychosozialen Krisen ausgehen, sind vielfältig (**Kap. 3.3**). Es ist von großer Wichtigkeit, dass die Pflegefachkraft bei einer langandauernden Krise sich vordringlich um die Abklärung einer möglichen Suizidalität der Betroffenen kümmert (**Kap. 3.5**) und/oder eine Psychiaterin bzw. einen Psychiater hinzuzieht.

Die Folgen von heftigen und lang andauernden psychosozialen Krisen sind unweigerlich Krankheiten (**Kap. 3.3**). Die Menschen ertragen einen emotionalen Ausnahmezustand und das innere Chaos einer Krise nur für einen begrenzten Zeitraum, da die Personen alles versuchen, dieser Situation zu entkommen und ihr seelisches Gleichgewicht wiederherstellen wollen. Hierbei kann nach Betrachtung gängiger Theorien eine realistische Zeitspanne von einigen Wochen bis maximal drei Monaten abgeleitet werden (Stein, 2009). Dabei spielen das Ausmaß und die Art der psychosozialen Krise eine große Rolle. Eine professionelle Krisenbegleitung, geeignete Ressourcen und positive Bewältigungsstrategien helfen dem Menschen bei der zukünftigen Lebensgestaltung und wirken einem negativen Krisenprozessverlauf entgegen.

Zusammengefasst

- Eine psychosoziale Krise entsteht durch eine belastende Lebenssituation oder ein tragisches Ereignis, das den Menschen im Fortgang seines bisherigen Handelns oder Erlebens so blockiert, dass er sein seelisches Gleichgewicht verliert. Frühere Erfahrungen und erworbene Fähigkeiten reichen nicht aus, um die neue Lebenssituation zu bewältigen.
- Die psychosoziale Krise sollte nach Möglichkeit zeitlich begrenzt sein. Ansonsten können durch den andauernden hohen Stresslevel Krankheiten entstehen.
- Eine psychosoziale Krise birgt für die Betroffenen große Gefahren, kann aber auch neue Chancen mit sich bringen.

Nachgefragt

Welche Aussage ist richtig?

- In Krankheitsverläufen stellen Krisen Wendepunkte dar.
- Es gibt für psychosoziale Krisen eine allgemeingültige Definition.
- Es gibt eine temporäre Einteilung des Krisenprozesses, die von Experten genau festgelegt wurde.
- Eine psychosoziale Krise führt zu einem Kontrollverlust in unterschiedlichen Lebensbereichen.

1.2 Abgrenzung zum psychiatrischen Notfall

Für die pflegerische Krisenintervention ist es von großer Wichtigkeit, einen psychiatrischen Notfall von einer psychosozialen Krise abzugrenzen (**Abb. 1-2**), da der Mensch in einer Krise laut Caplan (1964) als gesunde Person angesehen wird (Kunz et al., 2009). Aus diesem Grund beinhaltet der Krisenbegriff keine psychiatrische Diagnostik und stellt keine eigene Krankheitseinheit dar (Sonneck et al., 2016; Berger & Riecher-Rössler, 2004). Dies bedeutet für Medizin und Pflege, dass eine psychosoziale Krise keinesfalls als Krankheit gesehen werden darf.

Allerdings schließen sich psychosoziale Krisen und Krankheiten nicht aus, sondern treten oft miteinander auf oder gehen ineinander über. Darum ist es sehr wichtig, während einer psychosozialen Krise parallel verlaufende Krankheiten nicht zu übersehen, aber auch bei einer Erkrankung die überlagernde psychosoziale Krise wahrzunehmen (Ortiz-Müller, Scheuermann & Gahleitner, 2010). Menschen mit psychischer Vorbelastung bzw. Erkrankung erweisen sich als außerordentlich anfällig dafür, während einer psychosozialen Krise in einen psychiatrischen Notfall abzugleiten (Rupp, 2014). Beispielsweise können Menschen mit einer schizophrenen Erkrankung auf die erhöhte Stressbelastung in einer psychosozialen Krise mit einem akuten Schub reagieren. So kann aus einer psychosozialen Krise ein psychiatrischer Notfall entstehen, beispielsweise durch die dramatische Trennung vom langjährigen Lebenspartner.

Pflegende müssen wissen, dass bei Menschen in einer psychosozialen Krise das psychische Gleichgewicht zwar labil ist, dessen ungeachtet aber eine gewisse Kommunikationsfähigkeit und Kooperationsbereitschaft besteht (Abb. 1-2). Im psychiatrischen Notfall geht das psychische Gleichgewicht der Betroffenen völlig

Psychiatrischer Notfall

↓

Anlass/Ursache	
Objektive medizinische Notfallsituation	Diese geht meist mit einer vitalen Gefährdung im Rahmen einer psychiatrischen Krankheit oder chronischen psychischen Störung einher.

↓

Zeitliche Perspektive/Interventionsziel	
Unmittelbarer Handlungsbedarf unter Zeitdruck	Rasche Symptombehebung des bedrohlichen Zustandes, zusätzliches Herstellen von Schutz und Sicherheit.

↓

Intervention	
Sofortiges handelndes Eingreifen	Medizinisch-psychiatrische Beurteilung oder Kooperation mit anderen Institutionen (z. B. Polizei) fast immer notwendig.

Psychosoziale Krise

↓

Anlass/Ursache	
Schwere subjektive Notlage	Das seelische Gleichgewicht gerät aufgrund belastender Lebensveränderungen oder schmerzhafter Verluste ins Wanken, eigene Bewältigungsstrategien und Hilfspotentiale greifen nicht.

↓

Zeitliche Perspektive/Interventionsziel	
Intervention innerhalb von 24–48 Stunden	Beziehungsaufbau, ursächliche Behandlung, Prävention

↓

Intervention	
Beziehungsaufbau, ursächliche Behandlung, Prävention	Pflegerische bzw. multiprofessionelle Zusammenarbeit in der Krisenintervention ist sinnvoll, allerdings nicht immer sofort nötig.

Abbildung 1-2: Abgrenzung psychiatrischer Notfall – akute psychosoziale Krise (Eigendarstellung, modifiziert nach Stein, 2009)

verloren und die Fähigkeiten der Kommunikation und Kooperation sind nicht mehr vorhanden (Rupp, 2014). Bei einem Notfall kann für die Betroffenen Lebensgefahr bestehen oder eine akute Verschlechterung des Zustandsbildes drohen, die möglicherweise irreversibel ist (Stein, 2009).

Ein weiterer Unterscheidungspunkt ist, dass bei einer psychosozialen Krise die Krisenhelferin bzw. der Krisenhelfer mit den Betroffenen Vereinbarungen treffen kann, es ist eine gewisse Verlässlichkeit vorhanden und somit liegt keine akute Fremd- oder Selbstgefährdung vor. Dagegen besteht bei einer Person mit einem psychiatrischen Notfall ein großes Risiko einer akuten Fremd- oder Selbstgefährdung und es kann nicht mehr davon ausgegangen werden, dass die Betroffenen Entscheidungen selbst treffen oder umsetzen können (Rupp, 2014).

Merke: Eine aktuelle Gefährdung im psychiatrischen Notfall hat für die Pflegefachkraft oberste Betreuungspriorität. Das pflegerische Handeln ist erst beendet, wenn die Patientin oder der Patient in Sicherheit ist und keine Gefährdung mehr besteht.

Eine Notfallintervention muss unbedingt von einer Krisenintervention abgegrenzt werden und hat oberste Priorität, alle übrigen pflegerischen Aufgaben sind in dieser Situation zurückzustellen (**Abb. 1-3**). Liegt ein psychiatrischer Notfall vor, muss eine professionelle psychiatrische Versorgung für die Patientin oder den Patienten veranlasst werden. Wenn eine Notfallversorgung angefordert wird, kann davon ausgegangen werden, dass alle Ressourcen der Betroffenen erschöpft sind. Das soziale Umfeld ist in diesem Fall meist extrem beansprucht und in Mitleidenschaft gezogen. Deswegen ist von den betreuenden Pflegefachkräften abzuklären, ob eine psychosoziale Unterstützung für das soziale Umfeld benötigt wird (Rupp, 2014).

Merke: Wichtig für Pflegefachkräfte ist es, den psychiatrischen Notfall zu erkennen und diesen von einer psychosozialen Krise abzugrenzen.

Die Beschreibung hilfreicher Schlüsselsyndrome ermöglicht den Pflegefachkräften eine provisorische Beurteilung eines psychiatrischen Notfalls und weisen darauf hin, dass ein seelischer Notfall gleichzeitig immer auch ein psychosozialer Notfall ist (Rupp, 2017; Stein, 2009). Erwähnenswert ist, dass ein Umkehrschluss hier nicht zutrifft. Dies bedeutet, dass eine psychosoziale Krise keinesfalls einen psychiatrischen bzw. seelischen Notfall darstellen muss.

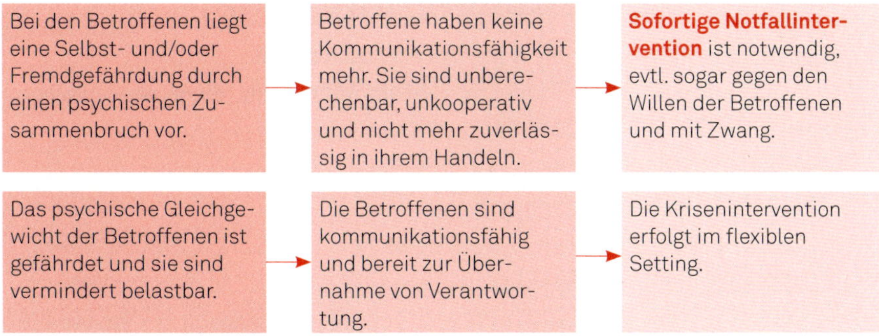

Abbildung 1-3: Einstufung der Interventionsmethoden (Quelle: Eigendarstellung, modifiziert nach Rupp, 2014)

Schlüsselsyndrom mit Beispielen

- **Bewusstseinsstörung und Verwirrung** (quantitative oder qualitative Störung des Bewusstseins)
  Mögliche Kennzeichen: Verminderte Ansprechbarkeit, Desorientierung, Einschränkung der Wachheit, Benommenheit bis zu komatösem Zustand
  Beispiel: Patient/in vergisst alles und fragt immer das Gleiche, ist kaum erweckbar.
- **Wahn, psychotische Dekompensation und Erregung** (Störung des Realitätsbezugs bezüglich Wahrnehmung, Handeln und/oder Denken)
  Mögliche Kennzeichen psychotischer Symptome:
  - formale Denkstörungen: Zerfahrenheit, Abreißen von Gedanken, ...
  - Störungen der Affektivität: instabile Stimmungslage, depressive Verstimmung, Verlust emotionaler Schwingungsfähigkeit, ...
  - Ich-Störungen: Gefühl der Beeinflussung von außen, Halluzinationen, ...
    Beispiel: Patient/in fühlt sich verfolgt, ist verwirrt, unberechenbar in seinen/ihren Handlungen.

  Mögliche Kennzeichen von Erregungszuständen: Kontrollverlust, affektive Enthemmung, gesteigerter Antrieb, Gereiztheit bis plötzliche Gewalttätigkeit, ...
  Beispiel: Patient/in läuft rastlos auf und ab, schlägt schreiend Kopf gegen die Wand.
- **Angst und Panik** (Phobische Störungen und Angststörungen bei erhaltenem Realitätsbezug)
  Mögliche Kennzeichen: Panische Angst mit Atemnot, Herzrasen, Zittern, ...
  Beispiel: Patient/in hat Erstickungsanfälle und Panikattacken, Todesangst aufgrund körperlicher Beschwerden.

- **Verzweiflung und Suizidalität** (Störung des Affekts)
  Mögliche Kennzeichen werden in Kapitel 3.5 beschrieben.
  Beispiel: Patient/in weint immerzu, möchte nicht mehr leben, alles erscheint sinnlos.
- **Aggression, Konflikt und Gewalt** (Störung des Sozialverhaltens, der Impulskontrolle, Grenzüberschreitungen)
  Mögliche Kennzeichen: Gewaltandrohungen, Feindseligkeiten, Tätlichkeiten, ...
  Beispiel: Patient/in schreit und schlägt um sich, wirft mit Sachen um sich.
- **Suchtmittelmissbrauch und delirante Syndrome** (Syndrom im Zusammenhang mit Missbrauch unterschiedlicher Suchtmittel)
  Mögliche Kennzeichen: Desorientiertheit, starke Unruhe, Halluzinationen, ...
  Beispiel: Patient/in ist massiv betrunken oder hat Entzugserscheinungen.

Bei wahnhafter, psychotischer Dekompensation, Bewusstseinsstörungen, Rauschzuständen, eskalierter Gewalt, Verwirrung, akuter suizidaler Einengung oder Symptomen, die auf einen Entzug hindeuten, muss bei Patientinnen und Patienten überprüft werden, ob eine vitale Gefährdung im Sinne eines psychiatrischen Notfalls vorliegt. Bei Anzeichen von Schlüsselsyndromen ist eine rasche Alarmierung von Ärztin/Arzt oder psychiatrisch versiertem Fachpersonal angezeigt und gerechtfertigt, um die Patientin bzw. den Patienten und die Umgebung vor akuten Gefahren zu schützen. Auch im Zweifelsfall sollte rasch gehandelt und notwendige Maßnahmen getroffen werden, um unnötige Risiken zu vermeiden. Liegt ein psychiatrischer Notfall vor, liegt das weitere Vorgehen im Verantwortungsbereich der hinzugezogenen Ärztin oder des Arztes.

Merke: Es ist ein Zeichen von Professionalität, wenn Pflegefachkräfte die Grenzen ihrer Möglichkeiten erkennen und Hilfe anfordern.

Bei fehlender Kooperation ist manchmal eine Behandlung gegen den Willen der Betroffenen unvermeidlich. Diese Maßnahmen werden nur im äußersten Notfall ergriffen, wenn eine akute Selbst- oder Fremdgefährdung vorliegt. Dies unterscheidet die Intervention im Notfall wesentlich von der Intervention und den Zielen während einer psychosozialen Krise (Stein, 2009; Rupp, 2017).

Es gibt auch Krisenerlebnisse, die in psychische Störungen übergehen, wenn sich aus einer traumatischen Krise beispielsweise eine posttraumatische Belastungsstörung (PTBS) entwickelt. Des Weiteren können psychiatrische Krankheitsverläufe in krisenhafte Zuspitzungen münden, beispielsweise eine akute

Suizidalität bei einer depressiven Patientin. Ebenso besteht die Möglichkeit, dass bei einem psychisch Kranken zusätzlich eine psychosoziale Krise ausgelöst wird. Ein Beispiel: Es kann zur psychosozialen Krise kommen, wenn sich ein Patient mit massiver Suchtproblematik einer Routineoperation unterziehen muss. Pflegefachkräfte müssen die Krise mit der zugrundeliegenden Störung erkennen, da hier eine spezielle Gefährdung des Betroffenen vorliegt (Dross, 2001). Hierbei ist die Hilfe eines multiprofessionellen Teams erforderlich, eine alleinige pflegerische Krisenintervention reicht nicht aus. Abzuklären ist in diesen Fällen die Indikation zu einer begleitenden Psychotherapie und psychiatrischen Behandlung.

Es gibt eine Unschärfe der klaren Abgrenzung zwischen einer traumatischen Krise und einer akuten/chronischen Belastungsstörung bzw. einer posttraumatischen Belastungsstörung (PTBS). Eine psychosoziale Krise als Zustand emotionaler Beeinträchtigung tritt häufig anhänglich mit belastenden Lebenserfahrungen auf, während Traumaerfahrungen, die zu posttraumatischen Belastungsstörungen führen, außerhalb des Rahmens normaler menschlicher Erfahrungen liegen (Ihle, 2008). Die charakteristischen Merkmale einer PTBS sind das Wiedererleben des Geschehenen, die Stimulusvermeidung und eine vegetative Übererregtheit. Traumata können beispielsweise durch Katastrophen ausgelöst werden, die das eigene Leben oder das Leben der Nahestehenden bedrohen. Das menschliche Individuum ist hierbei ein hilfloses Opfer unfassbarer Ereignisse (Deutschmann-Barth, 2002).

In der Alltagssprache wird die Bedeutung von Trauma oft als Synonym von Notfall verwendet und sehr inflationär gebraucht. Dabei wird ein belastendes Ereignis als Trauma bezeichnet, aber ebenso Folgen des Ereignisses für die Betroffenen. Der Mensch gilt als traumatisiert. Die Bezeichnung Trauma stellt einen Sammelbegriff für menschliche Reaktionen dar, eine Spezifizierung der Traumareaktion findet in der Regel nicht statt. Es sollten zur Definition eines Traumas Kriterien herangezogen werden, die das direkte Ereignis, dessen Bewertung und die entstehenden Folgen berücksichtigen (Lasogga & Gasch, 2011).

Pflegefachkräfte, die sich auf ihre Patientinnen und Patienten einlassen, den Menschen in seiner Ganzheitlichkeit erfassen und großes theoretisches Hintergrundwissen bezüglich der Krankheitsbilder besitzen, werden durch ihre fachliche Kompetenz psychosoziale Krisen von anderen psychischen Störungen unterscheiden können. Psychosoziale Krisen lassen sich als Zustand von den anderen psychischen Auffälligkeiten relativ deutlich abgrenzen, wenn eine eindeutige dramatische Symptomatik vorliegt (Dross, 2001).

Zusammengefasst

- Eine psychosoziale Krise soll nicht als Krankheit angesehen werden.
- Pflegefachkräfte sollten einen psychiatrischen Notfall erkennen und diesen von einer psychosozialen Krise abgrenzen können.
- Liegt ein psychiatrischer Notfall vor, muss sofort gehandelt werden und ein Arzt/eine Ärztin zugezogen werden. Für die Beurteilung eines psychiatrischen Notfalls ist die Kenntnis der Schlüsselsyndrome unabdingbar.
- Bei Menschen in einer psychosozialen Krise ist das psychische Gleichgewicht labil, allerdings besteht eine gewisse Kommunikationsfähigkeit und Kooperationsbereitschaft. Dagegen sind bei einem Menschen im psychiatrischen Notfall die Kommunikationsfähigkeit und Kooperation nicht mehr vorhanden.
- An- und Zugehörige der Betroffenen eines psychiatrischen Notfalls werden meist stark in Mitleidenschaft gezogen. Pflegefachkräfte müssen abklären, ob psychosoziale Unterstützung für das soziale Umfeld benötigt wird.

Nachgefragt

Zu den Schlüsselsyndromen gehören nicht:

- Bewusstseinsstörung und Verwirrung
- Wahn und Erregung
- Verzweiflung und Suizidalität
- Aggression und Gewalt
- Gesteigertes Schlafbedürfnis und Nahrungsverweigerung

1.3 Pioniere der Krisenforschung

Bevor die Klassiker der Krisenforschung thematisiert werden, sollte eine wichtige und bodenständige Betrachtungsweise Aguileras (2000) Beachtung finden. Sie weist darauf hin, dass bereits Leben vieler Menschen gerettet wurden, noch bevor es professionelle Krisenbegleitung bzw. Krisenintervention gab. Es war oder wäre bei psychosozialen Krisen oft ausreichend, dass Menschen sich um die Betroffenen kümmern, aufmerksam sind, Zuflucht und ein schützendes Umfeld bieten. Praktische Psychologie kombiniert mit fürsorglicher Wärme half damals und hilft auch heute ohne hochentwickelte Lebensrettungstechnologie. Es ist hinlänglich bekannt, dass eine Umgebung, die ganzheitlich eine fürsorgliche Zuwendung bietet, die Überreaktionen durch eine Krise dämpft und das Gefühl der Hilflosigkeit bei den Betroffenen abbaut. Gibt es für Menschen, während sie massive psychische Belastungen erleben, durch die Umwelt oder das soziale Umfeld keinerlei Unterstützung, kann dies bei den Betroffenen zu krankmachenden, überschießenden und fehlangepassten Reaktionen führen.

Diese Sicht auf die psychosoziale Krise umfasst die ursprünglichen Kernkompetenzen der Pflege. Fürsorge und Präsenz sowie Zuwendung und das Vermitteln von Sicherheit sind Voraussetzungen, die den Menschen in Krisen Stabilität bieten und sie genesen lassen. Besinnen sich Pflegende auf ihre Wurzeln, dann wird deutlich, dass die Krisenintervention und -begleitung immer auch in den Händen der Pflegenden war und als Qualifikation der Pflegefachkräfte anzusehen ist.

Merke: Eine psychosoziale Krise ist keine Krankheit, demzufolge muss die Krisenintervention und -begleitung als ein Tätigkeitsbereich der Pflegefachkräfte angesehen und von diesen auch in ihrer wichtigen Bedeutung wahrgenommen werden.

Den wesentlichen Meilenstein zur Entwicklung der Krisenintervention lieferte Eric Lindemann. Am 28. November 1942 kamen fast 500 Menschen bei einem Gebäudebrand in Boston ums Leben („Cocoanut Grove Fire"), als ein Feuer einen vollbesetzten Nachtclub vernichtete. Im Massachusetts General Hospital bemühten sich Lindemann und andere Mitarbeiterinnen und Mitarbeiter aktiv um Überlebende und die Nahestehenden der Opfer. Sein Bericht über deren Symptome (Schuldgefühle, unterschiedliche körperliche Beschwerden, feindselige Reaktionen, Übernahme von Verhaltensweisen der Verstorbenen usw.) wird als Beginn der Krisenforschung gesehen, da er signifikante Übereinstimmungen an Gefühlen und Reaktionsweisen bei vielen Betroffenen, An- und Zugehörigen feststellte. Er beschrieb bereits Verlaufsphasen der Krisenbearbeitung und stellte einen Bezug zum Trauerprozess her. Eine der von ihm beobachteten Gruppen zeigte pathologische Trauerreaktionen. Die Angehörigen nahmen den Tod ihrer Lieben scheinbar völlig unbeteiligt hin. Nach einigen Monaten zeigten sich bei diesen Menschen schwere Depressionen, nachdem zuvor feindselige Verhaltensweisen gegenüber dem sozialen Umfeld beobachtet wurden (Schnell & Wetzel, 1999; Aguilera, 2000; Kunz et al., 2009; Ortiz-Müller et al., 2010; Lasogga & Gasch, 2011; Brossi, 2006).

Lindemann beschreibt u. a., dass Helferinnen und Helfer aus unterschiedlichsten Berufsgruppen die Betroffenen dabei unterstützten, den Krisenprozess zu durchlaufen und dadurch eventuell psychische Folgeschäden verhinderten. Diese Erkenntnis zog die Gründung des Wellesley Human Relations Service Boston nach sich (Aguilera, 2000; Ortiz-Müller et al., 2010).

Das Wellesley-Projekt dauerte 15 Jahre und verband gemeindenah Prävention, Partizipation und eine damals völlig unübliche, interdisziplinäre Zusammenarbeit. Lindemann formulierte in dieser Zeit den Krisenbegriff und nutzte diesen als Sammelbezeichnung für alle Notlagen, mit denen Helferinnen und Helfer konfrontiert werden. Er prägte die Idee der verletzlichen Persönlichkeit, bei der der Übergang von einer Lebenslage in die andere mit einer Krise verbunden sein kann (Kunz et al., 2009).

Lindemanns primäres Anliegen war die Aufrechterhaltung und Förderung der psychischen Gesundheit. Er erkannte, dass jedes unabänderliche einschneidende Lebensereignis emotionale Belastung mit sich brachte und von den Betroffenen Anpassungsmechanismen erforderte. Diese halfen den Menschen entweder, die Situation zu bewältigen, oder sie erwiesen sich als untauglich. Lindemann erwähnte bereits um 1950, dass Menschen mit Belastungen massivem Stress ausgesetzt sind, aber nur Personen mit bestimmten Persönlichkeitsstrukturen in eine Krise abgleiten und dies von unterschiedlichen Faktoren abhängig ist. Diese Überlegungen führten zur Entwicklung eines Kriseninterventionskonzepts im Bereich der traumatischen Krisenbearbeitung (Aguilera, 2000). Die Publikation Lindemanns, „Symptomatology and management of acute grief" von 1944, gilt als die erste Veröffentlichung zur Thematik der Krisenintervention (Lasogga & Gasch, 2011). Ab 1979 entwickelte Lazarus und in weiterer Folge Folkmann zu dieser Thematik eine Stresstheorie (Folkmann & Lazarus, 1985).

Während Lindemann sich mit Johan Cullberg (2008) den traumatischen Krisen widmete, entwickelte Gerald Caplan für die Lebensveränderungskrisen eine Phaseneinteilung (**Kap. 3**).

Zusammengefasst

- Eric Lindemann gilt als ein Pionier der Krisenforschung. Er erkannte, dass jedes schwerwiegende Lebensereignis von emotionalen Belastungen begleitet wird und von den Betroffenen Anpassungsmechanismen erfordert.
- Lindemanns primäres Anliegen war die Aufrechterhaltung und Förderung der psychischen Gesundheit nach belastenden Ereignissen.

- Fürsorgliche Zuwendung und Präsenz durch das Umfeld kann die Überreaktionen während einer Krise dämpfen und das Gefühl der Hilflosigkeit bei den Betroffenen abbauen.
- Die Unterstützung und Begleitung Betroffener in psychosozialen Krisen ist eine Kernkompetenz der Pflegefachkräfte.

Nachgefragt

Welche Aussagen sind richtig?

- Richard Lazarus entwickelte eine Stresstheorie.
- Johan Cullberg beschäftigte sich mit traumatischen Krisen.
- Gerald Caplan fand für die Lebensveränderungskrisen eine Phaseneinteilung.

1.4 Charakteristika von Krisen

In Erweiterung an die Definitionen und allgemeinen Erläuterungen zur psychosozialen Krise lassen sich noch spezifische Charakteristika aufzeigen. Doch vorweg sei gesagt, dass nicht alle Herausforderungen und Belastungen im menschlichen Leben unweigerlich in eine psychosoziale Krise führen. Zur psychosozialen Krise kommt es erst dann, wenn eine massive psychische Belastung durch Lebensumstände oder Ereignisse die Lebensziele in Frage stellt oder bedroht. Diese innerpsychische und soziale Labilisierung führt zum Entstehen von Gefühlen der Angst, Überforderung, Bedrohung, Spannung, Rat- und Hilflosigkeit. Diese emotionalen Vorgänge bringen eine massive Störung des seelischen Gleichgewichts mit sich, der Selbstwert sinkt bis hin zum möglichen psychischen Zusammenbruch (Stein, 2009; Hausmann, 2019). Je nachdem, ob der Krisenanlass als Bedrohung, Verlust oder Herausforderung empfunden wird, kann das vorherrschende Gefühl entweder Angst/Panik oder eine depressive Verstimmung sein (Rapoport, 1971, zitiert nach Sonneck et al., 2016).

1.4.1 Psychosoziale Charakteristik

Fehlende Lösungsstrategien gehen mit einer fortschreitenden oder plötzlichen Einbuße des Vertrauens in die eigenen Fähigkeiten, Werte und Zielvorstellungen einher, es entsteht schnell ein massiver Entscheidungs- und Anpassungsdruck (Nikendei, 2017; Ciompi, 2000).

Bei traumatischen Krisen ist der eintretende Kontrollverlust eine zusätzliche Belastung, der neben dem physischen Schmerz eintritt, beispielsweise bei einer Patientin, die sexuell missbraucht wurde. Auch äußere Umstände verlangen des Öfteren ein „Abgeben der Situationskontrolle in andere Hände", wenn sich z. B. der Notarzt um einen Verletzten kümmert (Nikendei, 2017).

Auch das soziale Umfeld verliert in einer traumatischen Krise an Stabilität, beispielsweise beim plötzlichen Tod eines Kindes. Daraus resultieren Veränderungen im Verhalten und in der Umgebung, dies kann sich in Aggressivität und Suizidalität äußern (Ciompi, 2000).

Krisenbetroffene gelten als sehr sensibel und beeinflussbar. Dies erfordert von den betreuenden Pflegefachkräften einen überlegten, umsichtigen und vorsichtigen Umgang mit den Betroffenen. Die eigene Wortwahl muss überdacht und reflektiert werden, ebenso sollten keine vorschnellen Ratschläge und Informationen erteilt werden. Scheinbar Unwesentliches kann durch die erhöhte Sensibilität massive Konsequenzen für die Patientin oder den Patienten haben. Das Stirnrunzeln der Pflegekraft kann z. B. als Vorwurf interpretiert werden und Schuldgefühle verfestigen (Nikendei, 2017).

Merke: Durch die psychische Labilität Krisenbetroffener haben kleine Ursachen eine große Wirkung. Hierbei kann schon ein falsches Wort zu Aggressionen mit unabsehbaren Folgen für die Zukunft führen (Schnyder & Souvant, 2000).

Die verbale und nonverbale Kommunikation der Pflegefachkräfte muss die Betroffenen unterstützen und ist für eine professionelle Pflegebeziehung von großer Bedeutung. Das Erteilen von Ratschlägen sollte unterlassen werden, da es den Trauerprozess bei traumatischen Krisen möglicherweise verlängert und erschwert (Nikendei, 2017). Durch Ratschläge halten die Betreuenden im zwischenmenschlichen Kontakt die Betroffenen davon ab, tiefer in ihr Innenleben vorzudringen und sich dahingehend zu öffnen. Die emotionale Auseinandersetzung mit dem Ereignis wird blockiert, demzufolge kann keine Bearbeitung erfolgen. Die Betroffenen fühlen sich dadurch auch von den Pflegenden unverstanden und die pflegerische Krisenbegleitung stagniert (Gendlin, 1998).

Zu den zuvor genannten psychosozialen Charakteristika äußern sich Krisen des Öfteren in typischen körperlichen und psychischen Symptomen der Betroffenen. Psychische Merkmale können für sich alleine stehen oder auch mit einer körperlichen Symptomatik verbunden sein. Manchmal werden von den Betroffenen nur körperliche Beschwerden in einer Krise geäußert.

1.4.2 Körperliche Symptome

Sehr oft melden sich Menschen in psychosozialen Krisen primär, um Hilfe für ihr körperliches Leid zu suchen. Dies ist für Personen aus fremden Kulturen häufig die einzige Möglichkeit, ihre Gefühle sichtbar zu machen. Besonders starke Ängste äußern sich vielfach in körperlicher Beschwerdesymptomatik (Berger & Riecher-Rössler, 2004). Hierbei können die körperlichen Symptome bestimmten Auslösern zugordnet werden (Sonneck et al., 2016):

- *Auslöser Angst:* Herzrasen, Atemnot, Erstickungsanfälle, Schweißausbrüche und motorische Unruhe
- *Auslöser depressive Verstimmung:* Appetitverminderung, Gewichtsverlust, Durchschlafstörungen, Verlangsamung der Motorik, Erschöpfung
- *Auslöser innere Spannung:* Einschlafstörungen, Kopfschmerzen, Kreislaufbeschwerden, Verdauungsstörungen, Zittern („Nervosität").

Somatische Begleitreaktionen bei Krisen sind sehr vielfältig und individuell. Abgesehen von der Situation und Konstitution des Menschen können Grundkonflikte immer zu den gleichen körperlichen Grundmustern und Reaktionen führen (Stein, 2009). Grundkonflikte entstehen an den Übergängen in die nächste Entwicklungsphase und bleiben meist ein Leben lang bestehen (Mentzos, 2005). Treten Gefühle oder Situationen im Erwachsenenalter auf, die denen in der damaligen kindlichen Entwicklungsphase ähnlich sind, besteht die Gefahr, dass identische Symptome ausgelöst werden. Dies bedeutet, dass bei Wiederauftreten einer gleichartigen Krise im Leben der menschliche Körper häufig mit alten Mustern reagiert. Dabei können u. a. folgende Reaktionsmuster auftreten: Atembeschwerden, Atemnot, Menstruationsbeschwerden, Hautprobleme, Herzrasen, Blutdruckerhöhung und eine herabgesetzte Immunabwehr (Stein, 2009).

Ein wichtiges, aber den Symptomen nicht eindeutig zuzuordnendes Merkmal ist die Störung der Kommunikation in der psychosozialen Krise, da dieser Einflussfaktor die pflegerische Tätigkeit, beispielsweise bei Erhebung der Pflegeanamnese, erheblich erschweren kann. Die Hauptschwierigkeit ist hierbei der innere Rückzug aufgrund der psychischen Verfassung oder der Rückzug aus der Situation (Vermeidungsverhalten) der Betroffenen. Dadurch werden Hilfsmöglichkeiten, die durch die Pflegefachkräfte angeboten werden, insbesondere die emotionale Unterstützung, verhindert. Hier wird die Schwierigkeit der eindeutigen Zuordnung der Symptome deutlich, da es meist zu einer Überlagerung der Symptomatik kommt.

1.4.3 Psychische Symptome

Die psychische Symptomatik einer psychosozialen Krise kann in drei Ebenen unterteilt werden:
1. die Gefühlsebene
2. die kognitive Ebene
3. die Verhaltensebene.

Der Beachtung und Einschätzung aller drei Ebenen kommt in der pflegerischen Krisenbegleitung eine große Bedeutung zu (Berger & Riecher-Rössler, 2004).

Gefühlsebene: Negative Gefühle sind das beherrschende Symptom einer Krise und bilden für die Pflegefachkraft den leichtesten Zugang zu den Betroffenen, da diese am ehesten über ihre „miese oder schlechte" Stimmung sprechen. Es kann für die Patientinnen und Patienten sehr entlastend sein, wenn sie ihre Emotionen gegenüber verständnisvollen Pflegenden äußern dürfen. Offene Fragestellung und aktives Zuhören, ebenso wie genaues Nachfragen, sind die nötigen Voraussetzungen (**Kap. 5.2.4**). Es ist hilfreich die Aussagen der Betroffenen in eigene Worte zu fassen: „Verstehe ich Sie richtig, wenn ...?" oder „Ist es richtig, dass Sie ... zurzeit am meisten belastet?" (Berger & Riecher-Rössler, 2004). Mit diesen Fragen können die Betroffenen angeregt werden, sich den Pflegefachkräften zu öffnen.

Kognitive Ebene: Die kognitive Bewertung des Erlebten ist für die Wahrnehmung der Krisensituation und des daraus folgenden Verhaltens von entscheidender Bedeutung. Hier spielt das „activating event" (auslösende Ereignis) eine Rolle, da es die Betroffenen zu „beliefs" (Bewertungen) führt, die auf Grund bewusster oder unbewusster Überzeugungen durch das auslösende Ereignis aktiviert werden. Die „beliefs" enthalten persönliche Ansichten und Meinungen, die durch die persönliche Lebensgeschichte geprägt wurden. Die Erfassung dieser kognitiven Bewertungen sollte in die pflegerische Krisenbegleitung aufgenommen werden, da nicht die augenblickliche Situation, sondern die kognitive Bewertung die „consequence" (emotionale Konsequenz und Verhaltensreaktion) bestimmt. Aussagen wie: „Ich werde sowieso nicht mehr gesund!" oder „Es wird mir alles zu viel!" müssen mit den Betroffenen bearbeitet werden. Die kognitive Einschätzung des Menschen kann nicht nur die körperliche oder psychische Ebene betreffen, sondern auch die moralische Identität, wie z. B. Glauben, Selbstbild oder Grundwerte, oder die soziale Ebene, z. B. Wohnsituation, Arbeit oder Beziehung, wie Ellis in Berger und

Riecher-Rössler (2004) beschreibt. Die Erfassung der beeinträchtigten Lebensbereiche ist für die Pflegefachkräfte unumgänglich, um den Betroffenen eine adäquate und individuelle Hilfestellung zu ermöglichen.

Verhaltensebene: Im Vordergrund steht der Versuch des Betroffenen, durch sein Verhalten das emotionale Gleichgewicht wiederherzustellen. Die negativen Emotionen und das stark erhöhte Stresslevel des Menschen machen den Einsatz bewältigungsorientierter Verhaltensmuster unmöglich. Caplan (1964) unterscheidet die Verhaltensmuster des aktiven und passiven Reaktionstyps (**Abb. 1-4**). Diese treten in unterschiedlichen Ausprägungsgraden auf, da die Betroffenen von der Krise überwältigt wurden und meist jegliche Kontrolle über ihre Reaktionen verloren haben.

Für die betreuenden Pflegefachkräfte ist die Abklärung der Einschränkung auf der Verhaltensebene für die Pflegeplanung eine Grundvoraussetzung. Die Einschätzung der Funktionsfähigkeit der Patientinnen und Patienten, die alle Aktivitäten des täglichen Lebens betreffen kann, z. B. die Nahrungsaufnahme, Körperhygiene usw., müssen durch pflegeanamnestische Gespräche und Beobachtungen eruiert werden. Die Pflegemaßnahmen sollen so geplant werden, dass sie die Patientin bzw. den Patienten zu zielgerichteten und konkreten

Aktive Verhaltensmuster

- Schlafprobleme
- Ruhelosigkeit und Ungeduld
- Verlust von Ordnung und Übersicht
- Gereizte und aggressive Verhaltensweisen
- Dissoziative Zustände
- Bedürfnis nach medizinischer Abklärung

Passive Verhaltensmuster

- andauernde Müdigkeit und großes Schlafbedürfnis
- Isolation und Rückzug
- Regression
- Betäubungsverhalten durch Suchtmittel
- Desinteresse
- Verwahrlosung [Selbstvernachlässigung] der Umgebung
- Selbstvernachlässigung der Körperpflege

Abbildung 1-4: Aktive und passive Verhaltensmuster (Quelle: Eigendarstellung, modifiziert nach Caplan, 1964, zitiert nach Berger & Riecher-Rössler)

Handlungen aktivieren. Schon kleine aktive Handlungen geben den Betroffenen das Gefühl, die Kontrolle wiederzuerlangen und können dadurch eine Bearbeitung im Krisenprozess einleiten (**Kap. 3.1.2**; Berger & Riecher-Rössler, 2004).

Zusammengefasst

- Krisen belasten die Betroffenen durch psychosoziale, psychische und/oder physische Symptome in unterschiedlicher Ausprägung.
- Die verschiedenen Symptome müssen Pflegefachkräfte erkennen und ernst nehmen, damit die richtigen Maßnahmen zur Entlastung für die Betroffenen eingeleitet werden können.
- Die psychische Symptomatik während einer psychosozialen Krise wird unterteilt in die Gefühlsebene, kognitive Ebene und Verhaltensebene.
- Aufgrund der erhöhten Sensibilität der Betroffenen müssen Pflegefachkräfte ihre Wortwahl in Krisengesprächen überdenken und reflektieren.
- Krisenbetroffenen sollten keine vorschnellen Ratschläge und Informationen erteilt werden.

Nachgefragt

Welche Aussagen zur psychosozialen Krise treffen zu?

- Zu den Einschränkungen auf der Verhaltensebene kann die Verwahrlosung eines Menschen gehören.
- Körperliche Symptome können durch die Spannung, Angst oder depressive Verstimmung ausgelöst werden.
- Die kognitive Bewertung des Erlebten ist für die Wahrnehmung der Krisensituation und des daraus folgenden Verhaltens nicht von Bedeutung.
- Krisenbetroffene gelten als starrköpfig und unbeeinflussbar.

1.5 Krisenfaktoren und Krisenauslöser

Wie sich der Verlauf einer Krise gestaltet und ob sich aus einer Belastungssituation oder sich zuspitzenden Lebensereignissen eine Krise entwickelt, hängt von unterschiedlichen Einflussfaktoren ab (**Abb. 1-5**), die umfassend miteinander agieren. Ausschlaggebend für die Entstehung einer Krise ist natürlich die Art und Schwere des auslösenden Ereignisses. Allerdings ist die Einschätzung der Bedrohung eines belastenden Ereignisses von Mensch zu Mensch verschieden, und so

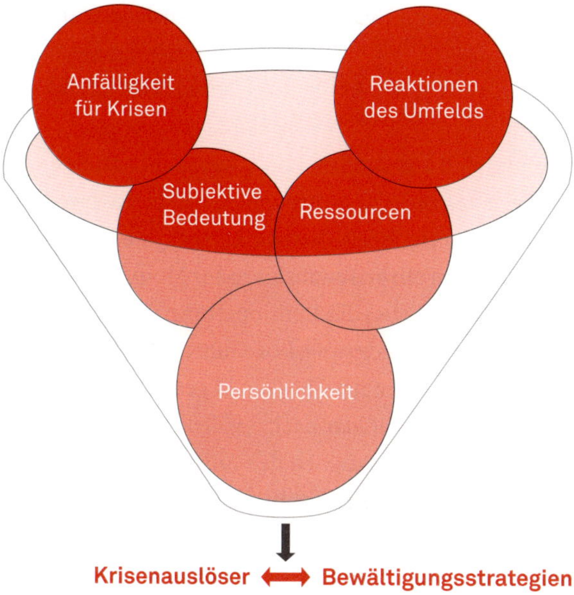

Abbildung 1-5: Einflussfaktoren psychosozialer Krisen (Quelle: Eigendarstellung, modifiziert nach Stein, 2009)

entstehen aus scheinbar als gering eingeschätzten Erlebnissen bis hin zu schwerwiegenden Erfahrungen psychosoziale Krisen. Allgemeingültig ist hierbei: Je komplexer und umfangreicher die auslösenden Begebenheiten sind, umso schwieriger bzw. unmöglich wird eine eigene und alleinige Bearbeitung werden.

Krisenanlässe bzw. -auslöser sind meist ersichtlich und können in zwei Arten von Begebenheiten eingeteilt werden:

- Die/der Betroffene musste einen irreversiblen Verlust oder eine massive Schädigung erleiden.
  Beispiel: Die/der Betroffene ist Opfer eines Unfalls oder eines gewaltsamen Übergriffs geworden, wurde massiv verletzt oder ist schwer erkrankt, hat unwiderruflich versagt (z.B. in einer Prüfung) oder ein nahestehender Mensch ist plötzlich verstorben usw.
- Die/der Betroffene ist einer Bedrohung oder massiven Überforderung ausgesetzt oder diese wird befürchtet.
  Beispiel: Der/dem Betroffenen steht eine Trennung vom Lebenspartner bevor oder ein Arbeitsplatzverlust droht. Des Weiteren können unterschiedliche Lebensziele kollidieren (z.B. Beruf – Familie), Entscheidungen bzw. Ereignisse das Leben verändern (z.B. Hochzeit, Geburt), massiver beruflicher bzw. familiärer Stress oder Geldsorgen das Leben erschweren usw.

- Psychosoziale Krisen können auch beide Formen von Krisenauslösern aufweisen.
  Beispiel: Flucht aus der Heimat, Verlust des Asylstatus (Dross, 2001).

Lebensverändernde Krisen können sich aus zunächst positiven Lebenszielen entwickeln, sich dann aber als völlige Überforderung entpuppen, beispielsweise nach einer langersehnten Beförderung oder Hochzeit. Jeder Übertritt in einen neuen Lebensabschnitt kann für den Menschen ein krisenauslösender Moment sein, wie der Schuleintritt, Auszug aus dem Elternhaus, die Pensionierung, der Einzug ins Seniorenwohnheim, und in eine Lebensveränderungskrise führen (Caplan, 1964). Lebensverändernde Krisen entwickeln sich meist über einen gewissen Zeitraum, des Öfteren ist der auslösende Zeitpunkt nicht klar nachzuvollziehen.

Die Betroffenen weisen dem Geschehen bezüglich des Ausmaßes und der Art des Krisenanlasses eine *subjektive Bedeutung* (mitsamt realen oder fantasierten Konsequenzen) zu (Cullberg, 1978). Die subjektive Bedeutung stellt klar, welche Bedeutung der psychosozialen Krise beigemessen wird, sozusagen der persönliche Stellenwert für die Betroffenen. Wie bedrohlich Betroffene die Krise einstufen, hängt u.a. von deren *Persönlichkeit* und Lebensentwicklung ab. Ebenso wie Bindungserfahrungen, Ressourcen, die aktuellen Lebensumstände, das Alter oder Bezugspersonen lassen Menschen ihre Krisensituation genau so und nicht anders begreifen und erleben. Menschen haben für ähnliche Krisensituationen unterschiedliche subjektive Bewertungen.

Die individuelle *Krisenanfälligkeit* steht im engen Zusammenhang mit der inneren Bedeutung des Krisenanlasses und der Fähigkeit, sich damit auseinandersetzen zu können. Auch die soziale Integration und Lernerfahrungen aus früheren Zeiten spielen für die Krisenanfälligkeit eine große Rolle. Die Krisenanfälligkeit erhöht sich drastisch, wenn frühere unbearbeitete Krisen oder psychische Erkrankungen vorliegen, da aktuelle Bewältigungsprozesse massiv beeinträchtigt werden. Das Scheitern an einer Lösungsstrategie ist eine Erfahrung, die Menschen von einer konstruktiven Herangehensweise abhält. Es kann auch zu einer Aktivierung alter und ungünstiger Grundmuster führen, die sich in vergangenen Zeiten entwickelt haben (Stein, 2009; Sonneck et al., 2016).

Eine unterstützende *Reaktion der Umwelt* ist ein Faktor, der die Entstehung und den Verlauf einer Krise maßgeblich positiv beeinflussen kann. Ein gutes soziales Netz verschafft Menschen in einer psychosozialen Krise eine sehr gute Ausgangssituation und zusätzliche Ressourcen (**Kap. 2.2**). Die Unterstützung durch Zu- oder Angehörige kann schwere Krisen eventuell ohne professionelle Intervention durch Psychotherapie lösen. Ob die oder der Betroffene die Chance nutzt und sich in einer schwierigen Situation Hilfe organisiert, hängt von frühen Bindungserfahrungen ab. Diese können helfen, eine neue Lebenssituation nicht als bedrohliches Erlebnis, sondern als dazugehörige Herausforderung zu sehen. Hierbei können sich hilfreiche Ressourcen entwickeln. Menschen ohne diesen Erfahrungsschatz fühlen sich in Krisen häufig auf sich allein gestellt und erleben Beziehungen als unzuverlässig (Stein, 2009). Verständnisvolle und emotional stützende Beziehungen zu anderen Menschen schützen in Krisensituationen oder bei belastenden Ereignissen Menschen besser vor psychischer Belastung (Kunz et al., 2009).

Generell wird der Krisenverlauf durch das persönliche Umfeld und die Reaktionen der Umgebung im großen Maß beeinflusst. Die Reaktion der sozialen Umgebung kann in Ausnahmefällen auch negativ oder ambivalent auf die Betroffenen einwirken. Dies geschieht, wenn jemand aus dem sozialen Umfeld den Krisenauslöser darstellt. Beispiel ist ein selbst verschuldeter Verkehrsunfall, der schwere Verletzungen eines Familienangehörigen zur Folge hat. Trifft den ebenfalls verletzten Fahrer wegen Trunkenheit oder überhöhter Geschwindigkeit eine massive Schuld an dem Unfallgeschehen, werden die Reaktionen der Nahestehenden unterschiedliche Dimensionen annehmen, besonders negativer Natur. Krisenbeistand für Menschen zu leisten, die an der Krisenentstehung beteiligt waren, ist außerordentlich kompliziert, da die Umstände das Vertrauensverhältnis trüben. Hier empfiehlt sich eine klare Aufteilung und Trennung der Krisenbegleitung. Wichtig hierbei ist, dass Pflegefachkräfte bei allen Krisenbetroffenen eine Krisenintervention einleiten, diese hat ohne Schuldzuweisungen zu erfolgen. Die erfolgreiche Umsetzung der Krisenintervention kann, besonders in solchen speziellen Fällen, nur durch eine generell vorurteilsfreie und wertschätzende Einstellung des gesamten Teams erfolgen. Eine außerordentlich wichtige Aufgabe der Pflegefachkräfte ist es, weitere Gefährdungen, beispielsweise durch Suizidalität, vom Krisenbetroffenen abzuwenden bzw. zu erkennen (**Kap. 3.5**).

Der *Krisenbewältigung* und den *Ressourcen* eines Menschen wird in der Krisenbegleitung sehr viel Bedeutung beigemessen, deswegen werden diese im **Kapitel 2** ausführlich beschrieben.

Zusammengefasst

- Psychosoziale Krisen werden aufgrund ihrer Auslöser unterschieden, hierbei werden die Krisenanlässe in zwei Arten unterteilt.
- Es gibt Faktoren, die den Krisenverlauf maßgeblich beeinflussen.
- Aufgrund des Ausmaßes und der Art des Krisenanlasses wird der Krise eine subjektive Bedeutung beigemessen.

- Unterstützende Reaktionen der Umwelt können sich auf den Verlauf der Krise positiv auswirken.
- Wie bedrohlich die psychosoziale Krise eingestuft wird, hängt maßgeblich von der Persönlichkeit und der Lebensentwicklung der Betroffenen ab.
- Zahlreiche Ressourcen sind bei der Krisenbewältigung sehr hilfreich.

Nachgefragt

Welche Aussagen treffen zu?

- Frühere Lernerfahrungen und soziale Integration haben keine Auswirkung auf den Krisenverlauf.
- Die unterschiedlichen Einflussfaktoren auf den Krisenverlauf agieren miteinander.
- Ein komplexer Krisenanlass kann eine alleinige Bearbeitung unmöglich machen.
- Das soziale Umfeld kann auf die Betroffenen auch negative Einflüsse haben.

1.6 Krisenbetroffene Personen

Um eine ganzheitliche Pflege zu gewährleisten und Krisen im Gesamtbild zu erfassen, ist das theoretische Hintergrundwissen zur Einteilung krisenbetroffener Personen unumgänglich. Es besteht die Möglichkeit, dass in der pflegerischen Krisenbegleitung zu den offensichtlich betroffenen Menschen noch weitere Personen hinzukommen, die nur auf Umwegen durch die psychosoziale Krise beeinträchtigt sind, jedoch ebenfalls Krisenbegleitung benötigen.

Das *Primäropfer* ist selbst unmittelbar durch das Ereignis oder eine Handlung traumatisiert bzw. betroffen. Den Primäropfern zuzuordnen sind beispielsweise die durch einen Unfall gelähmte Person, das Missbrauchsopfer oder der an Krebs erkrankte Mensch (Lasogga & Gasch, 2011).

Es ist darauf hinzuweisen, dass das Klinikpersonal des Öfteren mit ungleichen Primäropfern konfrontiert wird. Es gibt krisenbetroffene Menschen, die auf den ersten Blick nicht als „Opfer" eingestuft werden. Demgemäß kann beispielsweise auch der verletzte Unfallverursacher, der betrunken ein Kind angefahren hat, ein Primäropfer sein wie auch das verletzte Kind selbst. Folglich bedeutet dies, dass der Unfallverursacher ebenso wertfrei und professionell in der Krise begleitet werden muss. Allerdings ist es in diesen schwierigen Fällen essenziell, auf Unparteilichkeit zu achten, um eine wirksame und adäquate Krisenintervention gewährleisten zu können (**Kap. 4.3** und **3.1.2**).

Als *Sekundäropfer* werden Menschen bezeichnet, die durch den Anblick des Geschehens, der Unfallstelle oder durch unmittelbare Hilfsmaßnahmen für ein Primäropfer traumatisiert wurden. Dies können Ersthelferinnen und Ersthelfer, Rettungsassistentinnen und Rettungsassistenten, Angehörige der Feuerwehr, Exekutivbeamtinnen und Exekutivbeamte, Pflegefachkräfte, Seelsorgerinnen und Seelsorger, aber auch Angehörige oder Zuschauerinnen und Zuschauer sein, die beim Geschehen direkt anwesend waren.

Viele Menschen sind berufsbedingt Sekundäropfer. Beruhigend ist festzustellen, dass Personen dieser Berufsgruppen und deren ehrenamtliche Helferinnen und Helfer durch psychohygienische Maßnahmen bei der Aufarbeitung des Erlebten geholfen werden kann. Hierzu zählen Interventionen wie Supervision, ein kollegiales Entlastungsgespräch oder Peergroups (**Kap. 5.7**). Kommt es bei Ersthelferinnen und Ersthelfern nach traumatisierenden Ereignissen zu Vermeidungsverhalten (z. B. wird die „Unglücksstraße“ weiträumig umfahren) oder zu Flashbacks (z. B. ein wiederholtes „Aufblitzen“ von Bildern des Unglücks) sollte therapeutische Hilfe angenommen werden.

Tertiäropfer sind Menschen, die durch die Nachricht eines Ereignisses oder einer Handlung in eine psychosoziale Krise geraten. Diese Menschen waren nicht unmittelbar vor Ort oder direkt beteiligt. Die häufigste Gruppe bilden hier Verwandte, Nahestehende, Nachbarn und Hinterbliebene der Primäropfer. Es können aber auch Personen betroffen sein, denen das Primäropfer unbekannt war, wie Disponenten aus der Rettungsleitstelle (Smoliner, o. J.). Beispielsweise können aktuelle Nachrichten von Katastrophen oder Terroranschlägen durch die Wucht der Bilder oder intensive Berichte psychosoziale Krisen durch die intensiven Gefühle bei Menschen auslösen. Insbesondere Kinder reagieren hierbei sehr sensibel.

Die Ausbildung einer psychosozialen Krise bei Angehörigen ist durch die hohe psychische Belastung und direkte Betroffenheit häufig. Hinzu kommt besonders bei Nahestehenden eine Einschränkung der eigenen Lebensqualität, die beispielsweise der Rücksichtnahme, Pflege und einem massiven Zeitaufwand geschuldet sein kann. Häufig ist das Leben der Tertiäropfer nach einem Unglück ebenso beeinträchtigt wie das eines Primäropfers. Bei schwerwiegenden Belastungen muss die Pflegefachkraft die Krisenentwicklung eines Tertiäropfers erkennen und dementsprechend unterstützend handeln (**Kap. 5.4**). Es besteht die Möglichkeit von Gesprächsangeboten, professioneller Begleitung (z.B. bei Eltern onkologisch erkrankter Kinder) oder Weiterleitung an psychotherapeutische Hilfe.

Eine weitere Möglichkeit der Systematisierung bietet auch die Einteilung zwischen einer *primären* und einer *sekundären Traumatisierung*. Hier liegt der Fokus auf dem Ereignis, nicht auf dem Erleben selbst. Bei der primären Traumatisierung wird das Ereignis, das zum Trauma führt, direkt miterlebt. Es können demzufolge nicht nur das Opfer, sondern beispielsweise auch Augenzeugen primär traumatisiert sein. Die sekundäre oder stellvertretende Traumatisierung erfolgt mit zeitlichem Abstand zum Ereignis. Die Menschen werden nicht mit dem Ereignis direkt, allerdings mit den Auswirkungen auf das Opfer konfrontiert und belastet. Sekundär traumatisiert können beispielsweise Angehörige sein (Lasogga & Gasch, 2011).

Die Einteilung in Opferrollen ist bei allen Arten psychosozialer Krisen möglich, wobei eine Traumatisierungsbewertung sich ausschließlich bei traumatischen Krisen wiederfindet. Das interdisziplinäre Team sollte in den Institutionen auf eine einheitliche Systematisierung achten, um Verwirrungen, insbesondere bei der Dokumentation, zu vermeiden.

Zusammengefasst

- Das Primäropfer wurde durch das Ereignis unmittelbar betroffen.
- Das Sekundäropfer hat das belastende Ereignis gesehen oder wurde beispielsweise durch Hilfsmaßnahmen vor Ort in das Geschehen eingebunden.
- Das Tertiäropfer gerät allein durch die Nachricht des Ereignisses in eine psychosoziale Krise.
- An- und Zugehörige als Tertiäropfer sind durch die hohe psychische Belastung sehr häufig von psychosozialen Krisen betroffen, besonders Eltern, deren Kinder etwas Schwerwiegendes widerfahren ist.

Nachgefragt

Welche Aussagen treffen zu?

- Tertiäropfer können durch ein schlimmes Erlebnis ebenso schwer belastet sein wie das Primäropfer.
- Bei der Einteilung in primäre und sekundäre Traumatisierung liegt der Fokus auf dem Ereignis.
- Pflegefachkräfte haben mit der Begleitung von Tertiäropfern nichts zu tun.
- Menschen können berufsbedingt Sekundäropfer werden.

2
Krisenbewältigung

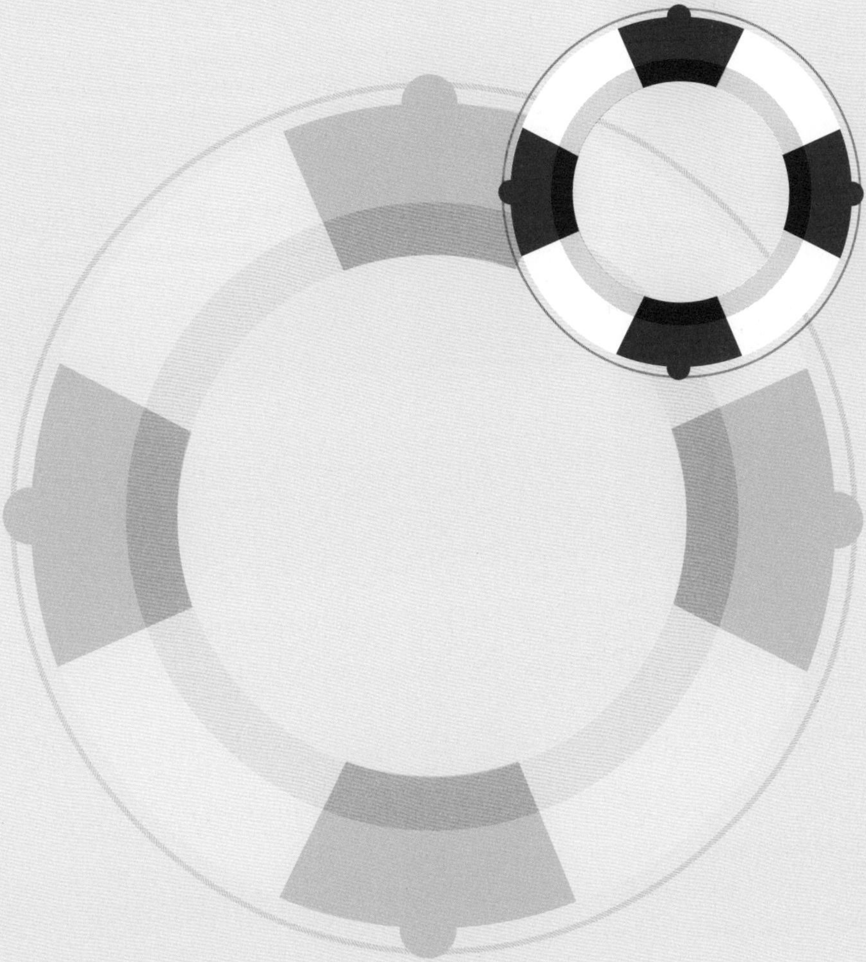

Die Krisenbewältigung ist eine kognitive und handlungsorientierte Bemühung, die der Mensch auf sich nimmt, um Anforderungen gerecht zu werden, zu vermindern oder zu tolerieren. Die Anforderungen stellen die Mittel einer Person auf eine harte Probe oder überfordern deren Möglichkeiten (Ulich, 1987).

Die größten Schwierigkeiten bei der Krisenbewältigung liegen darin, dass die Betroffenen das Problem nicht wahrnehmen können oder unfähig sind, sinnvolle Lösungen durchzuführen. Eine mögliche Erklärung dafür können fehlende oder falsche Lösungsstrategien sein. Des Weiteren kann dem krisenbehafteten Menschen emotionaler Rückhalt und reale Unterstützung durch seine Umwelt fehlen oder die Beeinträchtigung der psychischen Verfassung ist so enorm, dass keine Problembewältigung möglich ist. Auch die Komplexität des Krisenanlasses kann eine eigene Bearbeitung unmöglich machen (Sonneck et al., 2016). Daraus ergeben sich eine psychische Instabilität und Überforderung der Betroffenen. Dies macht die Hilfe durch andere Menschen oder das soziale Umfeld enorm wichtig. Dementsprechend zählen alle Handlungen und Aktivitäten zur Krisenbewältigung, die die aktuellen Schwierigkeiten und inneren Anspannungen verringern (Hausmann, 2019). Bei der Krisenbewältigung muss die *normative* (zu erwartende) Krise, die beinahe jeden Menschen trifft (z.B. Tod der Eltern) von der *nicht-normativen* (unerwarteten) Krise unterschieden werden. Der Mensch hätte bei der normativen Krise nämlich bereits im Vorhinein die Möglichkeit, sich auf das kommende Ereignis einzustellen. Das würde bedeuten, dass die Betroffenen die Krise bereits zu bewältigen beginnen, bevor sie das Vollbild erreicht hat. Die normative Krise wäre im Verlauf demnach kürzer und weniger heftig. Allerdings kann nicht davon ausgegangen werden, dass Menschen die Möglichkeit der „Vorweg-Bearbeitung" immer wahrnehmen. Zumal die Krisenbetroffenen auch hierbei vielfältige Bewältigungsstrategien brauchen, um auf die unterschiedlichen Krisen zu reagieren. Zudem ist kritisch zu hinterfragen, ob Gefühle nicht durchlebt werden bzw. Ereignisse erst passieren müssen, damit die Tragweite erfasst werden kann. Es kann beispielsweise die Rolle mit den neuen Aufgaben (z.B. einer Witwe) erst übernommen werden, wenn der Alltag ohne Ehemann wirklich erlebt wird (Wingchen, 2004).

Bewältigungsprozesse können generell in *assimilierende* und *akkommodierende* Prozesse unterteilt werden. Beim assimilierenden Bewältigungsprozess bleiben Ziele des Betroffenen mehr oder weniger beibehalten und die Krise wird aktiv bearbeitet oder verändert. Im Unterschied dazu orientiert sich der akkommodierende Prozess an der Korrektur der alten ursprünglichen Ziele, diese werden durch andere Ziele bewusst oder unbewusst ersetzt. Der Mensch passt sich der unveränderbaren Realität an (Stein, 2009). Verstirbt z.B. der Ehemann bei

Pensionsantritt, kann seine Witwe eine geplante Weltreise trotz allem allein oder mit jemand anderem antreten (assimilierend) oder sie ändert ihr Lebensziel, storniert die Reise und zieht zu ihrer Tochter in eine andere Stadt, um sich um die Enkelkinder zu kümmern (akkommodierend).

Diese Bewältigungsprozesse hängen von den individuellen Möglichkeiten des Menschen ab und werden durch unterschiedliche Umstände geprägt (Dross, 2001, S. 13):

- *„Durch ihre Disposition und vorhergehende Erfahrung haben Menschen eine unterschiedliche Verletzlichkeit. Das Ausmaß der subjektiv erlittenen Schädigung variiert massiv"*.
  Beispiel: Konnte sich ein Kind auf wichtige Bezugspersonen verlassen, wird es auch im Erwachsenenalter das Vertrauen fassen, beispielsweise bei einer schweren Krebserkrankung auf die Hilfe von Nahestehenden zu bauen. Die Erziehung trägt maßgeblich dazu bei, ob sich Kinder auch im späteren Leben ihren Problemen stellen und eigene Bewältigungsstrategien entwickeln werden.
- *„Grundbedürfnisse und Lebensziele sind in einer psychosozialen Krise individuell unterschiedlich tief ausgeprägt. Krisenbetroffene können sie nicht augenblicklich revidieren."*
  Beispiel: Eine junge und sehr auf ihr Äußeres bedachte Frau bekommt kurz vor ihrer Hochzeit eine Brustkrebsdiagnose. Es besteht ein Kinderwunsch. Inwieweit diese Krise Lebensziele verändert bzw. die Patientin die Veränderungen zulässt, hängt mit der Ausprägung ihrer Lebensziele zusammen. Dies erfordert eine empathische Begleitung und feinfühliges Vorgehen während der Krisenbegleitung.
- *„Materielle, soziale und persönliche Ressourcen sind bei Krisenbetroffenen im unterschiedlichen Ausmaß verfügbar. Sie unterstützen die Krisenbewältigung"*.
  Beispiel: Ob eine Frau nach dem Tod ihres Ehemannes materiell versorgt und von guten Freunden umgeben ist, spielt bei der Bewältigung der traumatischen Krise eine große Rolle. Ansonsten kommt es, z. B. durch den Verlust des gemeinsamen Hauses und der möglichen Isolation ohne Freunde, zu einer Anhäufung von Problemen, die wiederum in eine neue Krise führen oder die bestehende Krise verstärken können.
- *„Das Ausmaß der Veränderung der Lebenslage und der erforderlichen Reorganisierung des alltäglichen Lebens ist bei jeden Krisenbetroffenen unterschiedlich (Arbeit, materielle Versorgung, Wohnung, familiäres und soziales Umfeld)"*.
  Beispiel: Ein Leistungssportler erleidet durch einen Motorradunfall eine Wirbelsäulenverletzung mit daraus resultierender Querschnittslähmung. Das Le-

ben des Patienten muss in der Krisenbewältigung mit neuen Zielen und Inhalten gefüllt werden, erst dann wird die traumatische Krise bewältigt. Dazu müssen zur physischen Genesung die Einschränkungen in die Zukunftsplanung eingebunden werden. Sein Leben wird völlig neu ausgerichtet und strukturiert, dies reicht von Umbaumaßnahmen seiner Wohnung über Rollstuhltraining bis hin zur Organisation eines neuen Jobs und vieles mehr. Das kann nur mit ausreichenden Ressourcen und andauernder Unterstützung gelingen.

Besonders die beiden letzten Punkte sollten für die betreuenden Pflegefachkräfte ein entscheidender Hinweis sein, dass Krisenbegleitung bereits mit dem Erstkontakt beginnen sollte. Manchmal ergeben sich Informationen zu den Ressourcen für die erforderliche Reorganisierung bereits im Aufnahmesetting. Mögliche Unterstützungsangebote oder Hilfestellungen können schon während des Krankenhausaufenthalts durch die Pflegefachkräfte, nach Absprache mit der Patientin oder dem Patienten, organisiert bzw. mobilisiert werden. Ein ressourcenorientiertes Vorgehen der pflegerischen Begleitung ist unerlässlich. Dies bedeutet nach Absprache mit den Krisenbetroffenen, vorhandene Fähigkeiten, Netzwerke und Mittel zu eruieren und diese in der Krisenbegleitung zu aktivieren oder aufzuzeigen (z. B. Einbeziehen von Nahestehenden). Die Krisenintervention braucht einen positiven Ansatz. Vor der Entlassung des betroffenen Menschen sollten unbedingt die getroffenen Pflegemaßnahmen und die erreichten Pflegeziele ergebnisorientiert auf Wirksamkeit überprüft und dem Betroffenen nochmals aufgezeigt bzw. mit ihm besprochen werden.

2.1 Coping

Im Zusammenhang mit der Krisenbewältigung sollte Coping noch genauer erläutert und beschrieben werden, da das theoretische Wissen zum Thema Coping während der Krisenintervention für Pflegende enorm wichtig ist.

Unter Coping oder Bewältigung wird das Bemühen verstanden, bereits vorhandene oder zu erwartende Belastungen durch Krisen innerpsychisch zu verarbeiten und durch zielgerichtetes Handeln in den Griff zu bekommen (Heim, 1986; Kunz et al., 2009). Coping ist ein Prozess, mit dem Betroffene versuchen, ihr inneres Gleichgewicht trotz massiver Belastung wiederherzustellen und dadurch jedweden Druck zu reduzieren. Es gibt viele Bewältigungsmechanismen, die Menschen in einer Krise bewusst oder unbewusst einsetzen. Die unterschiedlichen Bewältigungsstrategien können das Denken, die Empfindung und das Verhalten des Menschen betreffen.

Merke: Copingstrategien können in drei typische Stile zusammengefasst werden: Verleugnung, aktive Auseinandersetzung und depressiver Rückzug (Ermann, 2007).

Erweiternd zu den zuvor genannten Stilen sind faktorenanalytisch bei psychosozialen Krisen weitere Möglichkeiten des Copings vorstellbar: konfrontative Bewältigung, Distanzierung, Selbstkontrolle, Suche nach sozialer Unterstützung, Akzeptieren der Verantwortlichkeit, Flucht/Vermeidung, planvolles Problemlösen und die positive Umdeutung (Kunz et al., 2009).

Jeder Mensch verfügt über eine Vielzahl von unterschiedlichen Copingstrategien. In einer Krisensituation werden die Sinnvollsten ausgewählt und erprobt, um ein bestimmtes Ziel zu erreichen. Die Bewältigungsversuche werden auf ihren zielgerichteten Erfolg hin bewertet. Erwähnenswert ist, dass es primär kein gutes oder schlechtes Coping gibt, sondern dass es sich um Versuche der Neuanpassung mittels vorhandener Problemlösungsstrategien handelt. Diese aktiven Auseinandersetzungen dürfen durch Phasen der Verleugnung und Episoden des Rückzugs unterbrochen werden, da die ständige Auseinandersetzung mit der Krise eine erhebliche Belastung für die Betroffenen darstellen würde (Stein, 2009).

Die aktive Auseinandersetzung mit einer bestehenden Krise ist mit der Bezeichnung des *problemorientierten Copings* vergleichbar. Es liegt ein problemorientiertes Coping vor, wenn der Mensch in einer extremen Belastung die Krise direkt angeht. Er versucht das Problem gezielt auszuschalten, die Ursache zu bewältigen und dadurch den Stress zu minimieren. Es ist unerheblich, ob die Situation allein oder beispielsweise mit Hilfe des sozialen Netzes gemeistert wird. So könnte z.B. die Bitte um Geld in einer massiven finanziellen Notlage die psychosoziale Krise entlasten, wenn das soziale Netzwerk unterstützend eingreift. Eine weitere Form der Krisenbewältigung stellt das *emotionsregulierende Coping* dar, das sich darauf beschränkt, mit der emotionalen Erregung fertigzuwerden, ohne das Problem zu lösen oder zu ändern. Dies kann durch Strategien und Denkweisen der Selbstberuhigung erfolgen, wie beispielsweise „sich gut zureden“ oder aber auch durch negative Verhaltensweisen, die eine zeitweise Beruhigung oder Dämpfung der Anspannung hervorrufen, z.B. massiver Alkoholkonsum. Kommt es allerdings zu einer Neubewertung der Stressreaktion durch die Betroffenen, wird eine vorher aussichtslose Krise nun möglicherweise als belastende Herausforderung gesehen, also positiver bewertet. Durch die positivere Bewertung können die Betroffenen neue Ressourcen freisetzen. Dieser Vorgang wird als *bewertungsorientiertes Coping* bezeichnet (Lazarus & Folkman, 1984; Hülshof, 2017).

Zusammengefasst

- Belastungen durch Krisen innerpsychisch zu verarbeiten und durch zielgerichtetes Handeln in den Griff zu bekommen, wird Coping genannt.
- Jeder Mensch verfügt über eine Vielzahl von erlernten Copingstrategien, die er bewusst oder unbewusst einsetzt.
- Bewältigungsstrategien können das Denken, die Empfindung und das Verhalten des Menschen betreffen.
- Copingstrategien können positiver und negativer Natur sein. Drei typische Stile sind Verleugnung, aktive Auseinandersetzung und depressiver Rückzug.

Nachgefragt

Welche Aussagen treffen zu?

- Beim problemorientierten Coping versucht der Betroffene, das Problem gezielt auszuschalten oder dessen Ursache zu bewältigen.
- Beim emotionsregulierenden Coping versuchen die Betroffenen, durch beruhigende Denkweisen und Strategien mit der emotionalen Erregung fertigzuwerden.
- Beim bewertungsorientierten Coping wird die Stressreaktion so übermächtig, dass die Betroffenen die Krise in der Neubewertung noch negativer beurteilen.

2.2 Ressourcen

Allgemein werden unter Ressourcen individuelle Fähigkeiten oder unspezifische allgemeine Kräfte verstanden, die Menschen zur Bewältigung von Aufgaben mobilisieren können. Die Verfügbarkeit einer erworbenen Copingstrategie wird beispielsweise als instrumentale Ressource beschrieben, da diese stabilisierende Effekte bietet (Stein, 2009).

Merke: Die Ressourcen eines Menschen können seinen psychischen Bereich (z.B. Persönlichkeitsstruktur, Werte, Überzeugungen, Bewältigungsvermögen), die körperlichen Eigenschaften (z.B. Gesundheit, Aussehen, Kraft, Ehrgeiz) und die Lebensumstände (z.B. Partnerschaft, Arbeitsplatz, kulturelle Stabilität und finanzielle Möglichkeiten) umfassen (Berger & Riecher-Rössler, 2004).

Ressourcen sind Hilfsmittel zur Bewältigung, die durch zielorientiertes Handeln eingesetzt werden. Sie zeigen sich in etwas, das wir in unserem Leben behüten und schätzen, da sie unsere Möglichkeiten ausweiten. Psychosoziale Krisen können allerdings auch unsere persönlichen Ressourcen bedrohen oder eliminieren (Kunz et al., 2009).

Zu den Aufgaben der Pflegefachkraft gehört es, den Betroffenen zu helfen, instrumentale Ressourcen (erworbene Copingstrategien) zu aktivieren oder zu erkennen, neue Ressourcen zu entwickeln oder vorübergehend Hilfsangebote bereitzustellen. In einer Rehabilitationseinrichtung kann die Pflegefachkraft z.B. gemeinsam mit einem querschnittgelähmten Patienten überlegen, welche Ressourcen helfen könnten, den Betroffenen mit dem neuen Handicap zu unterstützen. Hier hilft eine Mindmap als Gedankenstütze und einfaches Handwerkszeug, um unterschiedliche Ressourcen sichtbar zu machen. Die Ressourcen können in Kategorien (**Abb. 2-1**) eingeteilt werden:

1. *Soziale Ressourcen:* Soziale Ressourcen sind während einer Krise als sehr wertvoll anzusehen. Zu diesen gehört v.a. ein tragfähiges soziales Netz, das mitmenschliche Unterstützung und Hilfestellung in viele Richtungen bieten kann. Das soziale Netzwerk und zwischenmenschliche Beziehungen haben einen positiven Einfluss auf das Wohlbefinden der Krisenbetroffenen. Die soziale Ressource vereinigt emotionale, praktische, informative und/oder finanzielle Zuwendung zur Problembewältigung durch das soziale Umfeld. Des Weiteren sorgen Nahestehende für den Erhalt der sozialen Identität und schaffen Verbindungen zu weiteren sozialen Kontakten, wie beispielsweise Aktivierung von Freunden. Dies erhöht den Selbstwert der Krisenbetroffenen.
2. *Materielle Ressourcen:* Zu den materiellen Ressourcen in einer Krise zählen gute sozioökonomische Bedingungen, z.B. die finanzielle Absicherung, ein sicherer Arbeitsplatz und eine bestehende Wohnmöglichkeit der Betroffenen. Es macht einen großen Unterschied, ob beispielsweise nach dem Tod des Familienvaters eine finanzielle Absicherung besteht oder bei der Witwe zur traumatischen Kri-

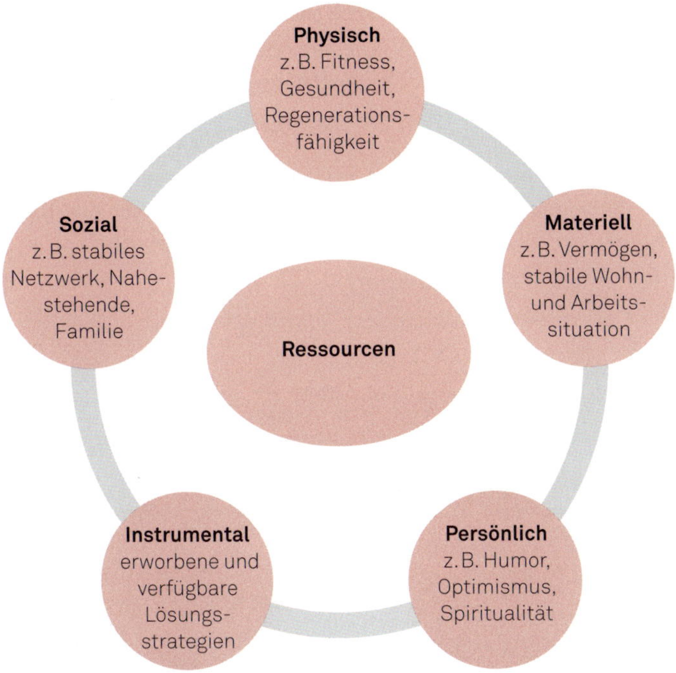

Abbildung 2-1: Übersicht Ressourcen (Quelle: Eigendarstellung, modifiziert nach Stefanoni & Alig, 2009; Stein, 2009)

se noch weitere Krisen durch die finanzielle und existentielle Notlage ausgelöst werden.

3. *Persönliche Ressourcen:* Persönliche Ressourcen eines Menschen sind nicht zu unterschätzen, da diese der menschlichen Krise einen individuellen subjektiven Charakter geben. So gehören Selbstwirksamkeit, Realitätssinn, Widerstandsfähigkeit („hardiness"), Kohärenzsinn, Optimismus, Zuversicht und die Bereitschaft, sich anderen mitzuteilen zu Persönlichkeitsmerkmalen, die zur positiven Bewältigung der Krise beitragen (Stein, 2009; Kunz et al., 2009).
4. *Physische Ressourcen:* Körperliche Gesundheit, Regenerationspotenzial und Fitness sind Beispiele für physische Ressourcen, die einen Beitrag zum Stressabbau und zur Förderung der psychischen Gesundheit leisten. Ein gesunder Organismus und kraftvoller Körper sind in psychosozialen Krisen eine wertvolle Ressource (Stefanoni & Alig, 2009).

Es ist darauf hinzuweisen, dass Ressourcen nur wirksam sein können, wenn sie in der Problem- bzw. Krisensituation als Lösungsmöglichkeit herangezogen, d.h. erkannt werden. Im Pflegeprozess müssen die Ressourcen erfasst werden, um diese in der Planungs- und Interventionsphase nutzen zu können. Ihre Wirksamkeit entfalten Ressourcen erst, wenn diese von den Betroffenen durch eine positive Bewertung angenommen werden.

Zusammengefasst

- Ressourcen sind Fähigkeiten oder allgemeine Kräfte, die Menschen zur Bewältigung von Aufgaben mobilisieren können und die ihnen helfen, Krisen zu bewältigen.
- Die Verfügbarkeit erworbener Problemlösungsstrategien wird als instrumentale Ressource bezeichnet.
- Eine der wichtigsten Ressourcen für Betroffene ist ein stabiles soziales Netzwerk.
- Ressourcen können den psychischen Bereich, die körperlichen Eigenschaften und die Lebensumstände eines Menschen umfassen.

Nachgefragt

Welche Aussage ist falsch?

- Materielle Ressourcen spielen immer eine völlig untergeordnete Rolle in der Krisenbewältigung.
- Ein gesunder Körper und Fitness gelten als physische Ressourcen.
- Selbstwirksamkeit und die Bereitschaft, sich mitzuteilen sind persönliche Ressourcen.
- Pflegefachkräfte sollen den Betroffenen helfen, Ressourcen zu erkennen und zu aktivieren.

2.3 Widerstandsfähigkeit

Antonovsky (1991) entwickelte die Theorie der Salutogenese. Dieser Forschungszweig brachte Erkenntnisse darüber, welche Eigenschaften Menschen aufweisen müssen, um Krisen gut zu überstehen. Eine Säule dieser Theorie ist das *Kohärenzgefühl*, das dabei hilft, die Welt zu verstehen, sie zu beeinflussen und das eigene Handeln als sinnvoll anzusehen. In Krisensituationen empfinden Menschen ihr Handeln oft als unzureichend und sinnlos. Zuversicht in die eigene stabile Persönlichkeit und die Möglichkeiten der Problemlösung helfen selbst bei negativen Ereignissen, der Krise einen Sinn zu geben.

Die sogenannten *Good Copers*, Menschen mit guter Prognose in seelischen Krisen, zeichnen sich besonders aus durch:

- *Comprehensibility (Verstehbarkeit):* die Fähigkeit, eine Krise in ihren Elementen zu beschreiben und zu verstehen. Ereignisse sind erklärbar oder vorhersehbar und werden nicht chaotisch und zufällig eingestuft, auch Unvorhergesehenes kann eingeordnet werden.
- *Manageability (Bewältigbarkeit):* die Fähigkeit, sich aktiv um Bewältigung zu bemühen. Die Überzeugung, geeignete Ressourcen zu finden, um die Schwierigkeiten angemessen zu lösen. Wichtig ist es auch, den möglichen Einsatz von Ressourcen anderer Menschen zu erkennen, beispielsweise der Ehepartnerin oder anderer Vertrauenspersonen. Manageability verhindert, dass sich Menschen als Opfer von Schicksalsschlägen fühlen, sondern damit umgehen können.
- *Meaniningfullness (Sinnhaftigkeit):* die Fähigkeit, der Krise Sinnhaftigkeit zu geben, das Leben sinnvoll zu finden und das lohnende Gefühl, Energie für die Problemlösung aufzuwenden.

Good Copers gehen davon aus, ihre psychosoziale Krise aus eigener Kraft bewältigen zu können, da sie sich dem kritischen Ereignis stellen und aktiv Einfluss darauf nehmen. Demzufolge wird die Auswahl an Bewältigungsstrategien für spätere Krisen größer und stellt einen persönlichen Ressourcenzuwachs dar. Good Copers können auch mit unabwendbaren Grundbelastungen besser umgehen (Rupp, 2017; Stefanoni & Alig, 2009).

Krisen wie Schicksalsschläge oder körperliche Krankheiten setzen den Menschen massiv unter Stress. Betroffene, die trotz der Stressbelastung psychisch gesund werden oder bleiben, werden als resilient bezeichnet. Der Ansatz der Resilienzforschung fragt nicht, was Menschen krank macht, sondern was Menschen in der gleichen Situation bzw. Lage gesund erhält, ob dies erlernbare Effekte sind oder ob den massiven Stressbelastungen sogar präventiv begegnet werden könnte. Resilienz ist ein Phänomen, das seit vielen Jahren erforscht wird und die Wissenschaft aufgrund der komplexen Forschungslage dennoch zu keinen allgemeingültigen Ergebnissen gelangt ist. Einige Resilienzmechanismen werden postuliert, also aus theoretischen Überlegungen abgeleitet, andere wurden noch gar nicht entdeckt. Des Weiteren ist es schwierig, die Erkenntnisse in praktische Handlungsanleitungen umzusetzen. Aus den angeführten Gründen ist die Definition der *Resilienz* sehr offen gefasst. Sie lässt den Spielraum, ob es sich bei Resilienz um eine stabile Fähigkeit, eine Eigenschaft oder um einen Anpassungsprozess handelt: „Resilienz ist die Aufrechterhaltung oder schnelle Wiederherstellung der psychischen Gesundheit während oder nach Widrigkeiten" (Kalisch, 2017, S. 28).

Einen Grundstein in der Resilienzforschung legte die amerikanische Entwicklungspsychologin Emmy Werner. Sie führte in den 1950er-Jahren eine beeindruckende Längsschnittstudie auf der hawaiianischen Insel Kauai durch und beobachtete über vier Jahrzehnte fast 700 Kinder, deren Leben durch Armut, Vernachlässigung und Misshandlung geprägt war. Die meisten Eltern waren geschieden, suchtkrank oder sozial sehr schwach. Den Kindern wurde ein desaströses Schicksal vorausgesagt, doch die Studie enthüllte eine große Überraschung: Auch wenn die Startbedingungen der Kinder noch so schlecht waren, meisterten einige Kinder ihr Leben erstaunlich gut und erfolgreich. Ein Drittel der Mädchen und Jungen wuchs zu selbstbewussten, fürsorglichen und leistungsfähigen Erwachsenen heran, beruflich sowie in persönlichen Beziehungen. Bei diesen Kindern ist hervorzuheben, dass sie durch mindestens eine liebevolle Bezugsperson geprägt wurden, die sich um sie kümmerte, wobei die sogenannte Vertrauensperson nicht unbedingt Mutter oder Vater war, sondern eine beliebige nahestehende Person diese Rolle übernahm (Stangl, 2020). Emmy Werner untersuchte die Lebensbedingungen, Familiensituation, Gesundheit und Schulkarriere der jungen Menschen und umschrieb das Wesen resilienter Menschen mit folgendem Ausspruch: „vulnerable but invincible" – verletzlich, aber unbesiegbar. Dies bedeutet, dass die Kinder sehr wohl verletzliche Komponenten hatten, z. B. ein in sich gekehrtes Wesen oder Schulprobleme, aber letztlich nicht daran verzweifelten, sondern die Lebenskrisen durch Mobilisierung von Fähigkeiten und Quellen innerer Kraft bewältigten und zu selbstbewussten Erwachsenen mit starken Werten heranwuchsen (Kalisch, 2017).

Folgende protektive Faktoren konnte Werner durch die Studienergebnisse hervorheben:

- Kinder mit *intellektuellen Fähigkeiten* und *positivem, zugewandten Temperament*, Robustheit, Energie und einem sozial verbindlichen Wesen erhalten mehr positive Zuwendung von ihren Lehrern, Bezugspersonen und Eltern.
- Eine *emotionale Bindung* an die Eltern oder Ersatzbezugspersonen hat Auswirkungen auf die schulischen Fähigkeiten, wenn diese die Kinder zu Selbstständigkeit ermutigen und ihnen Vertrauen schenken bzw. entgegenbringen. Kindern muss auch die Überzeugung vermittelt werden, dass sie selbst für ihre Erfolge Verantwortung tragen. So kann es den Heranwachsenden gelingen, aktiv auf widrige Umstände zu reagieren und wenn nötig Menschen aufzusuchen, um diese um Rat oder Hilfe zu bitten.
- Eine *Unterstützung von Seiten der Gesellschaft*, die geprägt wird durch die Vermittlung von Werten, gibt den Kindern Halt. Besonders Schule hat maßgeblichen Einfluss auf die Bildung der Resilienz der Kinder, indem sie die Kompe-

> tenzen der Kinder anerkennt und belohnt. In diesem Aspekt zeigt sich die Verantwortung der Gesellschaft bezüglich der Bildung resilienter Fähigkeiten. Es muss gesellschaftlich erkannt werden, dass durch Anerkennung und Förderung der Stärken der Kinder ein erheblicher Beitrag zur präventiven Gesundheitsförderung geleistet wird (Stangl, 2020).

Schutzfaktoren setzen sich aus Persönlichkeitsmerkmalen des Menschen selbst und äußeren Umständen zusammen, aus diesen Kräften entsteht bestenfalls ein dynamischer Prozess. Menschen setzen sich mit ihrer Umgebung auseinander und lassen sich von Personen, Handlungen und Geschehnissen ihres Umfelds beeinflussen. Daraus entstehen neue Erfahrungen, die zu hilfreichen Fähigkeiten, Eigenschaften und neuen Einsichten reifen. Diese Auswirkungen betreffen wiederum das persönliche Umfeld, da die Menschen nun anders mit ihren Mitmenschen interagieren. Hierbei kommt es zu anderen Reaktionen und es gelingt ihnen besser, Positives in ihrem Umfeld für sich zu nutzen (positive Rückkoppelung). In schwierigen Lebenslagen können solche Kräfte auch aus den inneren Quellen des Menschen selbst mobilisiert werden, ohne Einfluss von außen. Jede Erfolgserfahrung verändert den Menschen, und es kommt hierbei zu dynamischen Wechselwirkungen zwischen Umfeld und Mensch. Diese psychologischen Anpassungsprozesse erleben nicht nur Kinder, sondern auch Erwachsene in Lebenskrisen. Ein weiterer förderlicher Einfluss auf die Resilienz zeigt sich in der realistischen Bedrohungsbewertung. Entscheidend für das Entstehen einer Krise ist es, wie sehr Menschen durch trauma-assoziierte Reize *nach* dem Ereignis gestresst werden. Der Reiz signalisiert dem Betroffenen eine Bedrohung seines Wohlergehens und löst dadurch eine Stressreaktion aus. Kommt er zu dem Entschluss, dass er beispielsweise ein bevorstehendes oder bereits geschehenes Ereignis für sich als gefährlich bewertet, reagiert er mit *Stress*. Das Stresssystem lernt aus der Vergangenheit die mit Gefahren verbundenen Reize, wenn diese dann auftreten, reagiert es dementsprechend. Jede Begebenheit oder Situation, die dem menschlichen Organismus gefährlich werden kann und dadurch Stressreaktionen auslöst, wird als *Stressor* bezeichnet. Stress ist dementsprechend ein Selbstschutz, der dem Menschen aufzeigt, dass eine Gefahr verringert oder abgewendet werden muss. Stressantworten sind dahingehend von Vorteil, da sie Menschen durch unangenehme Empfindungen, wie Angst, Sorge, Nervosität, Wut usw. schützen und aufmerksam machen. Beispielsweise schützt Menschen die Angst vor einem schnell heranfahrenden Auto vor dem Zusammenstoß. Kaum jemand kann entspannt zusehen, während er auf der Straße steht, wie das Auto immer näher und näher kommt. Demzufolge sind Stressantworten in erster Linie nützlich. Einige Stressoren werden von jedem Menschen als solche gesehen, andere wiederum sind sehr individuell. Stressoren bilden sich aus, wenn sie Gefahr für einen spezifischen Organismus bedeuten. Beispielsweise wird ein sehr alter Mensch, der raucht, kaum Angst haben, an Lungenkrebs zu erkranken oder ein Millionär nicht die Panik bekommen, wenn sein Auto den Geist aufgibt. Diese subjektiven Bewertungen sind eine der größten Herausforderung in der Resilienzforschung, da die Reaktionen der Menschen durch ihre unterschiedlichen Lebenssituationen nicht miteinander vergleichbar sind. Demzufolge ist wichtig herauszufinden, wie Menschen in Krisensituationen ihre Bedrohungen bewerten. Werden Reize und Situationen realistisch und nicht übermäßig positiv bzw. negativ beurteilt, ist dies für die Resilienz außerordentlich förderlich. Eine realistische Bewertung aktiviert das Stresssystem in dem Maße, wie es für die Bearbeitung der herausfordernden Situation angemessen ist. Werden Gefahren falsch oder zu dramatisch eingeschätzt, werden übertriebene oder unnötige Stressantworten produziert, die Menschen in Krisen hemmen. Eine viel zu positive Beurteilung der Situation aktiviert zwar das Belohnungssystem, ist aber ebensowenig von Nutzen. Beispiel: Erkennt die Ehefrau nicht, dass die Affäre ihres Mannes aller Wahrscheinlichkeit zum baldigen Ende der Ehe führt, belächelt sie die andere Frau und legt ihre ganzen Kräfte und Energien in die Hoffnung auf eine zweite Chance und die Anerkennung ihres Mannes – so ist diese positive Bewertung ebenfalls unrealistisch und nicht hilfreich. *Realistischer Optimismus* und eine *hohe Selbstwirksamkeit* sind einige der wichtigsten Resilienzfaktoren. Der Optimismus drängt die Bewertung von der katastrophalen negativen Größe der Bedrohung in die realistische Zone und eine hohe Selbstwirksamkeitserwartung fördert den Glauben an das Potenzial der eigenen Bewältigung. Zusätzlich gibt die soziale Unterstützung, als weiterer Faktor, Sicherheit. Sich auf andere verlassen können, verbessert die Bewertung des Bewältigungspotenzials (Kalisch, 2017).

Merke: Vermeidung von unnötigem Stress trägt zum Erhalt bzw. zur Wiederherstellung der psychischen Gesundheit bei.

Zusammengefasst

- Das Kohärenzgefühl („Sense of coherence") ist bestimmt durch die Überzeugung, dass das Leben sinnvoll ist und dass auch problematische Ereignisse erfolgreich gemeistert werden können.
- Das Kohärenzgefühl wird durch drei Faktoren bestimmt: Comprehensibility (Fähigkeit des Verstehens), Manageability (Fähigkeit zur Bewältigung), Meaningfullness (Fähigkeit, Sinnhaftigkeit zu finden).

- Die Resilienzforschung beschäftigt sich damit, wie Menschen unter massiver Stressbelastung psychisch gesund bleiben können.
- Es gibt Faktoren, die sich bei Kindern positiv auf die Ausbildung von Resilienz auswirken. Hierzu gehören z. B. emotionale Bindung an Bezugspersonen, intellektuelle Fähigkeiten und positives, zugewandtes Temperament und die Unterstützung von Seiten der Gesellschaft.
- Stress ist eigentlich ein Selbstschutz, der dem Menschen durch entsprechende Emotionen aufzeigt, dass eine Gefahr verringert oder abgewendet werden muss.

Nachgefragt

Welche Aussagen treffen zu?

- Eine realistische Bewertung ist für die Bearbeitung der herausfordernden Situation zu vernachlässigen.
- Realistischer Optimismus und eine hohe Selbstwirksamkeit sind außerordentlich wichtige Resilienzfaktoren.
- Entscheidend für das Entstehen einer Krise ist es, wie sehr Menschen durch trauma-assoziierte Reize nach dem Ereignis gestresst werden.
- Die Resilienzforschung steht noch am Anfang ihres Wirkens.

2.4 Abwehrmechanismen

Weitere Bewältigungsmöglichkeiten sind die Abwehrstrategien eines Menschen. Dies sind unterschiedlichste, zielführend eingesetzte Verhaltensweisen, um Ängste zu kompensieren. Abwehr unterscheidet sich von Coping als überwiegend unbewusster Prozess, den Menschen einsetzen, wenn sie mit unlösbaren Situationen konfrontiert werden. Die entstehende Angst wird durch den Versuch der Abwehr vermieden (Stein, 2009; Mentzos, 2005).

Schon Anna Freud beschäftigt sich in ihrem Werk „Das Ich und die Abwehrmechanismen", mit folgenden Reaktionen: Verdrängung, Regression, Isolierung, Projektion, Ungeschehen machen, Introjektion, Wendung gegen die eigene Person und Verkehrung ins Gegenteil. Allerdings ist darauf hinzuweisen, dass Anna Freud Abwehrmechanismen als pathogen angesehen hat (Freud, 1984). Der heutige Stand der Psychologie sieht den Einsatz von Abwehrmechanismen eines Menschen in einer Krise als völlig gesundes Bewältigungsgeschehen an.

Merke: Abwehrmechanismen schützen das Bewusstsein der Betroffenen vor Überforderung und Überlastung. Sie machen den Menschen in Krisen „funktionsfähig".

Die in **Tabelle 2-1** aufgeführten Abwehrmechanismen lösen keine Probleme, sondern schließen beispielsweise Fantasien, Wahrnehmung, Gefühle und Konflikte aus der bewussten Wahrnehmung aus. Abwehr hat eine wichtige Schutzfunktion im Leben und beeinflusst den Menschen in der Krise des Öfteren positiv. Somit ist Verdrängung oder Verleugnung in der Schockphase ein Schutzmechanismus, um sich vor zunächst nicht verarbeitbaren Mitteilungen und den daraus erwachsenden übermächtigen Gefühlen zu schützen. Durch die unbewusste Strategie der Verleugnung tut ein Mensch, beispielsweise nach einem Unfall, als ob er nicht dabei gewesen wäre (Stein, 2009; Mentzos, 2005).

Für Pflegefachkräfte sind der richtige Umgang und das Verständnis für Abwehrstrategien der Betroffenen wesentlich. Es ist für Menschen in Krisen wertvoll, dass sie durch diese Mechanismen die Möglichkeit haben, z.B. klar zu denken, sich Zeit zu verschaffen, eine Verschnaufpause einzulegen, ihr Gewissen zu beruhigen, sich zu kurzzeitig positiven Gedanken zu verhelfen oder die eigene Schuld zu „teilen". Bei Betroffenen können ein oder mehrere Abwehrmechanismen vorkommen oder sich abwechseln.

Tabelle 2-1: Relevante Abwehrmechanismen (Quelle: Eigendarstellung, modifiziert nach Cullberg, 2008; Hausmann, 2019)

Abwehr durch	Erklärung	Beispiele/Folgen
Regression	Der Mensch nimmt Verhaltens- und Denkmuster an, die für eine seiner früheren Entwicklungsstufen (oft kindlich oder primitiv) charakteristisch war.	„Kindliche" Abhängigkeit, andere alles für sich entscheiden oder tun zu lassen (beispielsweise die Übernahme der Körperpflege). Äußert sich auch durch Anklammerungsversuche.
Verleugnung	Eine bedrohliche Situation wird zwar wahrgenommen, aber die Wichtigkeit verleugnet oder die Bedeutung nicht akzeptiert.	Ein Knoten in der Brust wird zwar wahrgenommen, aber die Möglichkeit von Krebs verleugnet, der Arztbesuch hinausgeschoben.

Tabelle 2-1: *Fortsetzung*

Abwehr durch	Erklärung	Beispiele/Folgen
Projektion	Unbewusste eigene Schuldgefühle werden auf andere Menschen verschoben.	Aufgrund massiven Zigarettenkonsums kommt es nach der Operation zu Wundheilungsstörungen. Patient behauptet, der Operateur hätte ihn „verpfuscht".
Rationalisierung	Um das Bedrohliche zu vermindern, werden scheinbar vernünftige Erklärungen gesucht.	Bei einem metastasierten Tumor werden die Beschwerden auf den Ischiasnerv geschoben.
Emotionale Isolierung	Gefühle, die sich auf ein tragisches Ereignis oder eine schlimme Erinnerung beziehen, werden verdrängt.	Gefühle werden verzerrt und haben später des Öfteren Angstreaktionen zur Folge. Häufiger Mechanismus bei professionellen Helfern.
Unterdrückung	Bewusstere Haltung als die Isolierung, – mit der Unterdrückung von Gefühlen wird versucht, sich der Umgebung sozial anzupassen.	Bei einer schweren Erkrankung versuchen sich die Betroffenen „zusammenzureißen", damit sich niemand Sorgen macht.
Verdrängung	Das Ereignis wird aus dem Bewusstsein ins Unbewusste verdrängt und ist dadurch für den Betroffenen „verschwunden". Das Bewusstsein „weiß davon nichts mehr".	Folgen können dissoziative Symptome, wie Lähmungserscheinungen, Gedächtnisverlust, Erinnerungslücken, Verwirrtheit usw. sein.
Irreale Fantasien	Unerfüllte Wünsche und Hoffnungen werden in der Vorstellung befriedigt, allerdings unrealistisch.	Unmögliche Behandlungsversuche (z. B. Geistheilung) werden gestartet, um dem Tod zu entgehen.
Verschiebung	Gefühle (z. B. Ärger) werden auf Ersatzpersonen oder Ersatzobjekte verschoben, da die Konfrontation mit der ursprünglichen Person nicht möglich (z. B. nicht verfügbar) oder unerlaubt (z. B. Autoritätsperson) ist.	Die Patientin ärgert sich, dass ihre Kinder sie am Muttertag nicht besuchen bzw. anrufen und lässt die Wut an der Pflegefachkraft aus.

Eine wichtige Aufgabe der Pflegefachkräfte ist es, diesbezüglich auch präventiv tätig zu werden. Pflegende werden tagtäglich Zeuge oder sind aktiv an krisenauslösenden Situationen beteiligt, wenn beispielsweise Kinder gewaltsam festgehalten oder ihnen Schmerzen zugefügt werden, um pflegerische oder medizinische Versorgung bzw. Behandlung zu leisten. So wird aus Unachtsamkeit oder Zeitersparnis dem ängstlichen oder bereits hysterischen Kind unter Zwang z.B. eine Spritze verabreicht oder Blut abgenommen, ohne vorher für eine lokale Anästhesie gesorgt zu haben. Die Notwendigkeit dieser nicht mehr zeitgemäßen Abläufe sollte unter dem Aspekt der Manifestation von Überreaktionen und der Ausbildung zukünftiger Abwehrmechanismen beleuchtet werden.

Tatsächliche oder drohende Krisen sind immer mit Alarmreaktionen verbunden, es kommt zu hormonellen Ausschüttungen, dies kann zu Überreaktionen durch Erlebnisse oder Traumata führen. Haben Menschen in den prägenden Jahren der Entwicklung traumatische Erfahrungen gemacht, treten später bei ähnlichen Erlebnissen auch Überreaktionen auf. Wird in der Entwicklung angemessen auf Krisen reagiert, lernt der Mensch später, kleine Probleme von Katastrophen zu unterscheiden. Der Lernprozess kann positiv durch das Verhalten der Umwelt unterstützt werden. Nicht jede Krise ist gleich „groß“, deshalb bedarf es abgestufter Reaktionen. Haben Betroffene erst einmal die Fähigkeit zur Unterscheidung gelernt, können diese in bedrohlichen Situationen durch den Einsatz von Wissen und Verstand einen eigenen Ausweg finden. Das Angstsignal, dass den Menschen alarmiert hat, sollte nur eine angemessene Reaktion auslösen (Aguilera, 2000).

Zusammengefasst

- Abwehrmechanismen sind Bewältigungsstrategien, die Ängste eines Menschen kompensieren.
- Der Einsatz von Abwehrstrategien im Rahmen der Krise ist nicht als pathologisch anzusehen.
- Abwehrmechanismen lösen nicht die Probleme der Betroffenen, sondern haben eine psychische Schutzfunktion.
- Es können Abwehrmechanismen allein auftreten oder aber auch mehrere miteinander vorkommen.

Nachgefragt

Welche Aussage ist falsch?

- Projektion überträgt unangenehme Eigenschaften (wie Schuld) oder Verhaltensweisen auf andere Personen.
- Verdrängung und Verleugnung sind der Ausdruck der gleichen Abwehrstrategie.
- Beim Abwehrmechanismus der Verschiebung werden Gefühle oder Wünsche auf Ersatzpersonen oder Ersatzobjekte verschoben.
- Irreale Fantasien erfüllen Hoffnungen und Wünsche in der Vorstellung, auch wenn diese völlig unrealistisch sind.

3 Psychosoziale Krisen

Die Einteilung klassischer Krisenkonzepte unterscheidet zwei große Gruppen von psychosozialen Krisen: Das Krisenkonzept der *traumatischen Krise,* beschrieben von Johan Cullberg, und das Konzept der *Lebensveränderungskrise,* dargestellt von Gerald Caplan. Cullberg (2008) beschäftigte sich unter anderem auch mit den Entwicklungsphasen des Menschen. Vor allem das entwicklungspsychologische Modell von Erikson hatte Einfluss auf seine Arbeit. Das Konzept der psychosozialen Entwicklung und der daraus resultierenden möglichen *Entwicklungskrisen* unterscheidet sich von dem klassischen Konzept der Lebensveränderungskrise dahingehend, dass kein Missverhältnis zwischen äußerer Belastung und persönlicher Bewältigungsstrategie besteht. Die Probleme des Menschen entstehen im Durchlaufen seiner ganz natürlichen Entwicklungsstufen. Jede dieser Entwicklungsstufen stellt den Menschen vor die neue Herausforderung, einen phasenspezifischen Grundkonflikt zu lösen. Durch die Bewältigung des Konflikts der Entwicklungsphase erreicht die Identitätsentwicklung eine neue Stufe: Im Schulalter erlernt das Kind z. B. Fertigkeiten, erbringt gute Leistungen und verschafft sich dadurch Autonomie und Anerkennung. Eine erfolgreiche Bearbeitung dieser Entwicklungsaufgaben ermöglicht eine Reifung der Person. Scheitert die Bewältigung, befindet sich der Mensch in einer Entwicklungskrise (Erikson, 1966). Bei dieser Art von Krisen stehen entwicklungspsychologische Aspekte im Vordergrund. Lebensabschnitte bergen jedoch auch immer die Gefahr, dass sich durch Verluste und Lebensveränderungen psychosoziale Krisen entwickeln.

Die Phasenkonzepte scheinen auf den ersten Blick überholt zu sein. Aus diesem Grund wurden im Laufe der Zeit immer wieder Versuche unternommen, neue Krisenmodelle zu entwickeln oder die bestehenden Bezeichnungen zu ändern. Allerdings sind diese neuen Theorien kritisch zu betrachten, da diese entweder Diagnosen beinhalten und eine psychosoziale Krise unbedingt von Krankheit abgegrenzt werden sollte oder sich aus den Folgen der traumatischen oder lebensverändernden Krise entwickelt haben und demnach keine eigene Gruppierung darstellen.

Dross (2001) kritisiert grundsätzlich die unterschiedlichen Klassifizierungsversuche und weist darauf hin, dass objektive Situationsmerkmale für die Kennzeichnung von Krisen niemals ausreichen. Des Weiteren beschreibt sie, dass Einteilungen und Kategorisierungen sehr nützlich sind, aber jeder Mensch unterschiedlich auf eine scheinbar ähnliche Krise reagiert und deshalb typologische Reduktionen, wie Konzepte von psychosozialen Krisen, empirisch nicht haltbar sind. Zudem stellt sie auch die Messbarkeit einer erfolgreichen Krisenbewältigung in Frage.

Diese zweifellos berechtigte Kritik an Krisenmodellen verstärkt die Beachtung des prozesshaften individuellen Verlaufs und subjektiven Charakters einer jeden psychosozialen Krise und soll zur Weiterentwicklung und Verfeinerung bestehender Modelle anspornen. Allerdings haben viele Inhalte klassischer Konzepte durchaus eine berechtigte Relevanz, sofern kein unrealistischer Absolutheitsanspruch besteht. Sie schaffen Struktur im Krisenchaos, das Geschehen und die Vorgänge in einer psychosozialen Krise wird für Pflegefachkräfte nachvollziehbar. Aus diesem Grund sind die von Cullberg (traumatische Krise) und Caplan (Lebensveränderungskrise) angestellten Überlegungen besonders für das Verständnis der inneren und äußeren Prozesse nach Verlusten und einschneidenden Erlebnissen von großer Bedeutung. Deshalb sollen sie zum näheren Verständnis für Pflegende erläutert werden, um auch eine gezielte und adäquate Krisenintervention sicherstellen zu können. Darüber hinaus wären pädagogische Lehrziele/Lernziele ohne die Krisenmodelle theoretisch schwer zu erstellen. Ob dann eine fundierte professionelle pflegerische Krisenintervention erlernbar und in weiterer Folge zu gewährleisten wäre, ist fraglich.

Psychosoziale Krisen haben einige Gemeinsamkeiten, die für alle Modelle gültig sind und Struktur in das theoretische Wissen um die Thematik bringen. Aus diesem Grund sollen sie vorab erwähnt werden.

Es gibt zwei Möglichkeiten, wie psychosoziale Krisen auftreten, entweder als *Katastrophenbelastung* oder als *Massenbelastung* (z. B. Umweltkatastrophen, Brände, Flugzeugabstürze, Krieg, politische Verfolgung, Bergwerkunglück usw.) oder als *individuelle Belastungen* (z. B. Scheidung, Arbeitsplatzverlust, schwere Verletzung, massive Überlastung usw.). Diese treffen mindestens eine Ebene der menschlichen Identität, beeinflussen allerdings meist auch die anderen Ebenen:

1. *körperlich-biologische Ebene*: Krankheiten, Menopause, Pubertät, Altern usw.

2. *psychische Ebene*: seelische Probleme, Konflikte, Stresssituationen, Trauer usw.
3. *soziale Ebene*: Statusverlust, Rollenkollisionen, finanzieller Verlust, alleinerziehend usw.

Je nachdem, welche individuellen Belastungen den Menschen treffen, werden Krisen in traumatische oder lebensverändernde Krisen eingeteilt (Sonneck et al., 2016).

3.1 Traumatische Krise nach Johan Cullberg

Als traumatische Krisen werden schwere plötzliche Schicksalsschläge oder Ereignisse angesehen, die schmerzlich auf einen Menschen einwirken. Die psychische Existenz, die soziale Identität und Sicherheit oder die elementaren Befriedigungsmöglichkeiten des Lebens werden bedroht. Traumatische Krisen sind durch klare äußere Ursachen ausgelöste psychische Zustände (Cullberg, 2008; Sonneck et al., 2016; Hausmann, 2019), wie z. B. den Unfalltod eines Ehepartners oder den unerwarteten Verlust des Arbeitsplatzes. Da traumatische Krisen eng an (meist irreversible) Verluste geknüpft sind, werden sie auch als *Verlustkrisen* bezeichnet. Fast jeder Mensch macht im Leben eine Verlusterfahrung und dieses Erleben wird zu einem der schmerzlichsten Ereignisse seines Daseins gehören.

Verlustkrisen können nach Stein (2009) ausgelöst werden durch:

- unerwarteten Tod eines/einer Nahestehenden
- unerwartete Trennungen
- plötzlichen Verlust körperlicher Gesundheit (z. B. Diagnose einer Krebserkrankung)
- plötzlichen Verlust körperlicher Unversehrtheit (z. B. Querschnittlähmung nach Unfall)
- abrupten Verlust von Lebenszielen (z. B. überraschende Kündigung)
- schlagartigen Verlust zentraler Wertvorstellungen (z. B. Untreue des Ehepartners).

Allerdings führen diese Verluste nicht automatisch in eine Krise, erfordern aber von den Betroffenen das Durchleben eines Trauerprozesses, der sich dagegen jederzeit krisenhaft zuspitzen kann. Traumatische Krisen gehen jedoch nicht nur mit Trauer einher, sondern können auch die Verletzlichkeit (Vulnerabilität) und Depressionsgefährdung eines Menschen erhöhen und daraus eine psychische Erkrankung entstehen lassen. Da sich die traumatische Krise aus einem Verlusterleben entwickelt, ist sie für Nahestehende und die Umwelt der Betroffenen gut verstehbar (nachvollziehbar) und die Personen können mit viel Unterstützung rechnen. Für die Planung der Pflege und der daraus resultierenden professionellen Krisenbegleitung bedeutet dies eine mögliche Ressource. Dahin gehend ist das bestehende soziale Netz der Betroffenen auf Funktionalität zu überprüfen und in den Pflegeprozess einzubinden (**Kap. 5.4**).

3.1.1 Phasen traumatischer Krisen

Der Verlauf der traumatischen Krise wird von Cullberg (2008) vereinfacht in vier Phasen eingeteilt (**Abb. 3-1**). Die Phasen sind mitunter nicht klar voneinander zu trennen. Einzelne Phasen können miteinander verknüpft sein oder komplett fehlen. Die modellhaft dargestellten Krisenphasen sollen als Werkzeug dienen und die charakteristischen Inhalte und spezifischen Probleme des Krisenverlaufes für Pflegende aufzeigen. Bei näherer Betrachtung stellt sich heraus, dass ein Krisenprozess das Aufeinanderfolgen von einer Serie unterschiedlicher Krisen ist.

Nachfolgend werden die einzelnen Phasen in ihren Verläufen und typischen Aspekten erläutert, um einen Einblick in das Geschehen der traumatischen Krise zu geben.

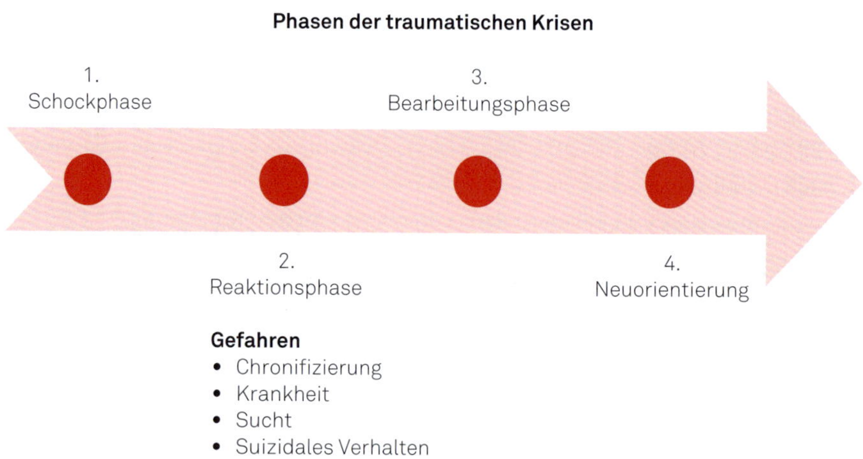

Abbildung 3-1: Traumatische Krisenphasen in der Übersicht (Quelle: Eigendarstellung, modifiziert nach Cullberg, 2008)

Schockphase

Der *Krisenschock* ist die erste Reaktion auf das eigentliche Krisengeschehen. Er dauert in der Regel einige Sekunden bis 24 Stunden an. In seltenen Fällen ist ein erneutes Aufflammen des Schocks einige Tage bis maximal zwei Wochen nach dem Unglück immer wieder möglich. Die Betroffenen versuchen, die Wirklichkeit von sich fernzuhalten, da die Fähigkeit fehlt, das Geschehene zu verarbeiten (Sonneck et al., 2016; Cullberg, 2008). Die Phase kann auch als Zustand des Nicht-wahrhaben-Wollens beschrieben werden (Kast, 2017).

Der Schockzustand zeigt sich in unterschiedlichsten Facetten, die Reaktionen wirken anormal. Der seelische Aufruhr des Menschen kann sich in ziellosen Aktivitäten, wie Schreien, Weinkrämpfen, Toben oder sich die Kleidung vom Leib zu reißen, entladen. Ist der Wunsch nach Rückzug (Regression) sehr groß, zeigt sich dies des Öfteren durch regungsloses und unbewegliches Liegen am Boden (affektiver Stupor) oder ähnliche Bewegungsmuster. Äußerlich kann der Mensch auch sehr gelassen und ruhig wirken, das innere Erleben ist allerdings von Desorientierung und chaotischen Denkmustern geprägt. Auch das Wechseln zwischen Betäubung und heftigen Gefühlsausbrüchen oder Angstattacken ist möglich.

Für die betreuenden Pflegefachkräfte kann die eingeschränkte Kommunikationsfähigkeit problematisch sein. Menschen sprechen über verwirrende und zusammenhanglose Gegebenheiten (realitätslose Kommunikation) oder bleiben stumm im Zustand der Betäubung. Dies erschwert eine adäquate pflegerische Unterstützung und erfordert von der Pflegefachkraft eine empathische Herangehensweise. Des Weiteren ist bedeutsam, dass die Erinnerung an die Schockphase bei den Betroffenen später nicht mehr existent ist. Dies ist für die Pflegenden wesentlich, da in diesem traumatischen Zustand keinerlei Informationen oder Beratungen erfolgen sollen. Auch einfache Entscheidungen sollen unterstützend für die Patientin bzw. den Patienten getroffen werden (z. B. Essensbestellung, Bettenauswahl usw.) (Sonneck et al., 2016; Cullberg, 2008; Stein, 2009). Die Einwilligung für Operationen oder bestimmte Behandlungen werden scheinbar emotionslos gegeben, da Emotionen in dieser Phase von den Erkrankten abgespalten sind. Die Erkrankten fühlen sich allerdings später überfahren oder halten sich nicht an Anweisungen, da sie nicht mehr wissen, was mit ihnen besprochen wurde. Dies kann das medizinische und pflegerische Personal verärgern, da angeblich Informationen nicht gehört wurden (Kast, 2017).

Es besteht in Ausnahmefällen auch die Möglichkeit eines schleichenden Beginns der Schockphase, wenn beispielsweise eine anfängliche Routineoperation nach und nach massive Komplikationen für die Patientin/den Patienten mit sich bringt.

Reaktionsphase

Auf die Schockphase folgt die *Reaktionsphase*. Gemeinsam werden sie als die akuten Phasen der Krise dargestellt und sollten zusammen nicht länger als sechs Wochen andauern. In der Reaktionsphase beginnen die Betroffenen, die Augen für das Erlebte zu öffnen, Diagnosen zu verstehen und die Tragweite von Ereignissen zu erfassen. Sie werden mit der schmerzhaften und bedrohlichen Realität konfrontiert und setzen gewohnte Abwehrmechanismen (Abb. 3-1) und Bewältigungsstrategien (**Kap. 2**) ein. Die Wirklichkeit wird in das Leben so schonend wie möglich integriert und die Betroffenen versuchen, der Situation einen Sinn abzugewinnen. Des Weiteren wird nach Erklärungsversuchen gesucht und mit dem Schicksal gehadert, dies wird von Emotionen der Trauer, Angst, Wut und Schuld begleitet. Besonders die Schuldgefühle können irrational und dominant wirken (z. B. nach einer Fehlgeburt, wenn das Kind unerwünscht war) (Stein, 2009; Cullberg, 2008; Hausmann, 2014).

Nach dem Verlust eines Nahestehenden ist die intensive Beschäftigung mit dem Verstorbenen auffallend. Der Tote ist allgegenwärtig und die Fantasien können bisweilen einen halluzinatorischen Charakter aufweisen (z. B. hört der Witwer das Rufen seiner verstorbenen Ehefrau). Die Psyche ist darauf ausgerichtet, auf reparative Weise am Toten festzuhalten, da die Fähigkeit zur Realitätsprüfung herabgesetzt ist. Die Gefahr der unbewussten Realitätsverleugnung ist gegeben (Cullberg, 2008). Im ungünstigsten Fall wird der schmerzende Persönlichkeitsanteil einfach negiert. Die Energie reicht nicht mehr aus, um den Alltag zu bewältigen. Vorübergehend kann der seelische Rückzug heilsam sein, allerdings besteht bei längerem Andauern die Gefahr der Isolation. Außerdem kann bei einer neuerlichen Belastung die alte Krise aufbrechen und schwere Reaktionen hervorrufen (Stein, 2009). Die Auseinandersetzung mit Leben und Tod, die eventuelle Kränkung durch eine Verstümmelung des Körpers, die Gefühle der Ohnmacht, Angst und Verzweiflung über die neue Situation bergen die Möglichkeit des Festfahrens und des „Sich-nicht-Ablösen-Könnens“ (Kast, 2017).

Dies blockiert den Übergang in die nächste Phase und bringt unterschiedliche Gefahren (**Kap. 3.3**) mit sich:
Die *Gefahr* der/des ...

- *Fixierung* besteht bei Reaktivierung intrapsychischer Konflikte, wenn verdrängte Krisenereignisse oder schlimme Erlebnisse, an die sich die Betroffenen nicht erinnern können (z. B. Missbrauch in frühester Kindheit), erneut aktiviert werden.

- *Chronifizierung* tritt durch ungenügende äußere Hilfsmöglichkeiten ein und bringt den Menschen in die soziale Isolation (**Kap. 3.3**).
- *Alkohol-, Drogen- und Medikamentenmissbrauchs* gilt als inadäquates Coping und kann zu einem Ausschluss aus der Gesellschaft führen.
- *suizidalen Verhaltens* kann als extreme Form aller Bewältigungsversuche angesehen werden (evtl. auch Neigung zu aggressivem Verhalten und Gewalttaten).
- *Krankheit* durch den langanhaltenden Angst- und Stresspegel (**Kap. 1.4**).

Pflegefachkräfte als Ansprechpersonen sind gefordert, den Menschen durch intensive Begleitung zu helfen, diese Gefahren zu umgehen. Jede Ausprägung einer oben genannten Gefahr (**Kap. 3.3**) bringt für die Betroffenen eine dauerhafte Beeinträchtigung mit sich und wird als große emotionale Belastung und Einschränkung wahrgenommen.

Bearbeitungsphase

Mit dem Eintreten in die *Bearbeitungsphase* lösen sich die Betroffenen von der Vergangenheit und dem Schmerz, das Erlebte wird in das Leben integriert. Dies geschieht manchmal erst ein Jahr nach dem Krisengeschehen und ist abhängig von der subjektiven Bedeutsamkeit des Traumas für den Menschen. Die Phase ist geprägt von möglichen Rückfällen in die Reaktionsphase und gleichzeitig beginnt das Erlernen neuer sozialer Rollen. Je mehr die Verleugnung abnimmt, umso schneller schreitet die Verarbeitung voran. Betroffene versuchen, neue Erfahrungen wieder zuzulassen und eventuell alte Aktivitäten wieder aufzunehmen (Cullberg, 2008; Stein, 2009).

Diese Phase werden Pflegende hauptsächlich in Langzeiteinrichtungen und in der extramuralen Pflege begleiten und beobachten, da der Aufenthalt im akut stationären Bereich meist vor dieser Phase beendet ist.

Phase der Neuorientierung

Die Phase der *Neuorientierung* macht ein Leben mit der Vergangenheit möglich, das Selbstwertgefühl ist wiederhergestellt und im günstigsten Fall wurden durch die Krise neue Bewältigungsstrategien dazugewonnen. Der Mensch bringt sich in neue Beziehungen ein, knüpft wieder Kontakte und das Geschehene wird in das Leben der Betroffenen eingeflochten. Die Narbe ist zwar vorhanden, behindert den Kontakt zum weiteren Leben aber nicht mehr. Die Voraussetzung für eine

Neuorientierung ist, dass die Betroffenen sich mit dem Krisengeschehen versöhnt haben (Stein, 2009; Sonneck et al., 2016).

Bei genauer Betrachtung der traumatischen Krise handelt es sich meist um eine Verkettung mehrerer Krisen. Ereignisse können das Grundtrauma der Krise verstärken und intensivieren. So löst eine Krise die nächste Krise aus: lebensbedrohliche Erkrankung – Aufenthalt in der Klinik – Angst vor großem Eingriff usw. (Cullberg, 2008).

Menschen haben in traumatischen Krisen sehr individuelle Verarbeitungsprozesse, die nicht immer in idealtypische Phasenverläufe gegliedert werden können. Wie mit Verlusten umgegangen wird, hängt intrapersonell von vielen Faktoren ab (z.B. Charakter, persönliche Einstellung, Realitätssinn, Alter usw.) und variiert auch intraindividuell im Laufe des Lebens. Episoden forcierter Problembewältigungsversuche durch Copingstrategien wechseln sich mit starken Abwehrmechanismen ab.

3.1.2 Pflegerische Interventionen bei traumatischen Krisen

Cullberg (2008) verweist in seinem Buch „Krise als Entwicklungschance" explizit auf Pflegende als erste Ansprechperson in der Schockphase. Dies wird von der Übersetzerin allerdings mit einer Fußnote relativiert, in der sie anmerkt, dass schwedische Pflegefachkräfte größere therapeutische Aufgaben übernehmen als hierzulande. Inwieweit diese Einschätzung bezüglich der Krisenthematik eine Expertenmeinung ist, bleibt fraglich. Hausmann (2014) weist darauf hin, dass Krisen keine Krankheiten sind. Die psychosoziale Unterstützung und Begleitung kann und soll von Pflegefachkräften geleistet werden. Wedler (2007) bemerkt hierzu, dass Pflegefachkräfte in diesem Bereich angemessen ausgebildet sein sollen.

Die pflegerische Intervention und Begleitung bei der traumatischen Krise muss phasenspezifisch erfolgen. Allerdings haben sich die folgenden Punkte als beständige Leitlinie (Schmidt, 2010) in allen Phasen bewährt:

- Vermittle bzw. stelle Sicherheit her!
- Sei ein/e parteiliche/r und zur Verfügung stehende/r Gesprächspartner/in!
- Habe Verständnis für die Auswirkungen der traumatischen Krise und fördere die Verarbeitung!
- Führe Stressreduktion herbei!
- Aktiviere das soziale Umfeld!
- Vermittle weiterführende Hilfen!

Schockphase – für Sicherheit sorgen

Alle anfänglichen Verhaltensweisen der Betroffenen werden unter dem Begriff *Schock* zusammengefasst. Eine exakte Definition gibt es für diesen Zustand nicht. Durch die hohe Erregung kann es zu einer motorischen Überaktivität mit orientierungslosem Umherrennen kommen (Adrenalin), aber auch die entgegengesetzte Reaktion ist möglich. Die Betroffenen wirken ruhig und gelassen oder sind wie gelähmt bzw. apathisch erstarrt. Das Geschehen und die Umwelt scheint sie nicht zu interessieren. Gleichfalls kann bei krisenbetroffenen Personen Weinen oder lautes Schreien, sowie in seltenen Fällen eine Umkehrung der ursprünglichen Gefühlsform beobachtet werden, die sich in absurd anmutendem Lachen äußert. Weiterhin kann ein Krisenschock überdies Aggressionen jeglicher Art auslösen, diese schlagen sich in Beschimpfungen, aber möglicherweise auch in gewalttätigen Übergriffen nieder (**Kap. 5.6**).

Es sollte darauf hingewiesen werden, dass es sich bei einer solchen Reaktion nicht um Feindseligkeit, sondern um Erregungsentladung handelt. Außerdem gibt es die Schockbearbeitung durch massiven Redebedarf, hierbei besteht der Drang, das Geschehene durch Reden zu verarbeiten (Lassogga & Gasch, 2011).

Es ist unwichtig, welchen Auslöser die Schockreaktion hatte oder welche Reaktion die Betroffenen im Schockzustand zeigen. Der wesentliche Punkt dieser Phase ist, Menschen keinesfalls alleinzulassen! Sie werden anfänglich überall hinbegleitet und nicht aus den Augen gelassen. Auf den Krisenschock folgt die emotionale Aufregung mit den damit verbundenen Gefahren (**Kap. 3.3**). Die Dauer des Schocks kann nicht abgeschätzt oder vorausgesagt werden. Pflegefachkräfte können in diesen Situationen Suizide verhindern, wenn sie ein besonderes Augenmerk auf junge Menschen nach Verkehrsunfällen legen, die mit minimalen Verletzungen in die Notaufnahme gebracht und nach der Erstversorgung sofort wieder entlassen werden sollen. Der Krisenschock lässt die Betroffenen nach außen relativ unauffällig oder abwesend wirken. Allerdings folgen dieser Phase Gefühle des inneren emotionalen Aufruhrs, in denen dann der Suizid als letzter Ausweg gesehen und sofort durchgeführt wird. Mit diesem Wissen könnte zur Suizidprävention für eine Überwachung der jungen Menschen gesorgt werden (z. B. durch eine stationäre Aufnahme) oder Angehörige bzw. Freunde könnten zur Unterstützung hinzugezogen werden, die sich um den jungen Menschen kümmern. Besondere Vorsicht wegen ähnlicher Reaktionsweisen ist auch bei Menschen geboten, die zur polizeilichen Blutentnahme in die Klinik gebracht werden und ein positives Ergebnis zu befürchten haben. Sehr oft verstärkt die Scham, von der Polizei in die Klinik gebracht worden zu sein, das krisenauslösende Ereignis (z. B. Verkehrsunfall oder Polizeikontrolle).

Merke: Menschen dürfen in der Schockphase keinesfalls alleingelassen werden.

Hat eine Patientin oder ein Patient ein tragisches Ereignis erlitten, wird je nach Ausprägung des Schockzustandes symptomatisch gehandelt bzw. behandelt. Bei Raserei und Toben muss der Mensch vor körperlichem Schaden bewahrt werden, die Pflegefachkraft kann versuchen, den Betroffenen ruhig zuzureden, aber sie darf keinesfalls Ursachen oder Konsequenzen der Krise ansprechen oder besprechen wollen. Die Betroffenen dürfen ihren Gefühlen freien Lauf lassen und werden nicht durch vernunftmäßige Bearbeitung gehemmt. Gegebenenfalls werden bei massivem Stress und Schlaflosigkeit (laut Arztanordnung) Schlafmittel verabreicht, damit der Mensch wieder Kräfte sammeln kann. Wirkt die Patientin oder der Patient teilnahmslos, ist die Vermittlung von Sicherheit und Geborgenheit eine Möglichkeit, den Betroffenen Erleichterung zu verschaffen. Die Pflegefachkraft kann vorsichtig Körperkontakt herstellen, indem sie der Person die Hand auf die Schulter legt oder die Hand hält. Signalisieren die Betroffenen den Wunsch nach Nähe, kann die Patientin oder der Patient auch umarmt werden. Ein weiterer Betreuungsauftrag für die Pflegenden ist es, für die unmittelbaren Bedürfnisse zu sorgen, z. B. Getränke anbieten, Schlaf ermöglichen, saubere Kleidung zur Verfügung stellen usw. (Hausmann, 2014; Cullberg, 2008).

Hatte das traumatische Ereignis für die Betroffene oder den Betroffenen einen bedrohlichen Charakter für Leib und Leben, z. B. nach einer Vergewaltigung oder Misshandlung durch den Ehemann, so muss von der Pflegefachkraft zur subjektiven Sicherheit (angemessene Nähe/Distanz, nonverbale Techniken, Decke umlegen usw.) auch für objektive Sicherheit gesorgt werden („Sie sind hier sicher!" „Ich werde bei Ihnen bleiben!" „Ihr Ehemann ist bei der Polizei in Gewahrsam!"). Eine Entspannung der Situation kann sich erst einstellen, wenn sich die Betroffenen sicher fühlen.

Die Pflegefachkräfte fördern die Handlungsfähigkeit der Patientinnen und Patienten, indem sie die Betroffenen nach Möglichkeit mit Unterstützung etwas tun lassen („Können Sie mir bitte ihre Kontaktdaten auf diesen Bogen notieren, damit ich Ihr Identifikationsband korrekt beschriften kann …"). Dadurch kann das Ohnmachtsgefühl überwunden werden und dies fördert das Gefühl, „alles" wieder in den Griff zu bekommen. Unter anderem wird auch das Schamgefühl unterdrückt (Schmidt, 2010).

Die Vorgabe einer Struktur durch die Pflegekraft über Maßnahmen, Lage, Verlauf usw. schafft sicherheitsspendende Strukturierung und Führung im Chaos der traumatischen Krise („Sie werden jetzt noch vom Arzt untersucht, und ich werde Sie anschließend auf die Station sieben begleiten, dort werden Sie bereits von der diensthabenden Bezugspflegekraft erwartet ...“) und ermöglicht den Betroffenen, sich zu orientieren.

Reaktionsphase – Zuhören

In dieser Phase nimmt sich die Pflegekraft zurück und hört zu. Pflegende sind es gewohnt, das Ruder in die Hand zu nehmen und zu handeln, deswegen fällt es bisweilen schwer, den Betroffenen nur Orientierungshilfe zu geben und sie zum Erzählen und Sprechen zu ermutigen. Auch die verbreitete Erwartung der Betroffenen, Pflegende mögen die Fähigkeit besitzen, die schmerzliche Wirklichkeit wegzuzaubern oder zu verändern, erschwert die Situation. Die Regression stellt, wie bereits erwähnt (**Kap. 2.4**), einen wichtigen Abwehrmechanismus derjenigen Patientinnen und Patienten dar, die sich eine starke Autorität wünschen würden.

Die Reaktionsphase ist als Herausforderung zu sehen, die viel Selbstreflexion erfordert, damit die Krisenbegleitung nicht als „Macher“ von den Betroffenen in eine Position gedrängt wird, um die traumatisierende Realität ungeschehen zu machen (Cullberg, 2008). Da dies weder möglich noch die Aufgabe der Pflegenden ist, kommen sich die Helfenden oft inkompetent und nutzlos vor, wenn die Betroffenen den Pflegefachkräften vorwerfen, sowieso nicht helfen bzw. das Unglück nicht rückgängig machen zu können. Die Pflegenden sollten in dieser Phase für die Patientin bzw. Patienten viel Zeit einplanen und diese durch gezielte Aufforderung über ihre Gefühle und das Ereignis sprechen und erzählen lassen, ohne die eigene Meinung zu äußern. Das Gespräch wird mit gezielten Fragen gelenkt und der Mensch zum Weiterreden animiert. Scheinbar inadäquate Gefühle, wie Wut auf den Verstorbenen, Ängste oder Verzweiflung, sollen frei geäußert werden dürfen und auf keinen Fall weggeredet werden (Sonneck et al., 2016).

Viele Betroffene klagen, dass ihnen niemand zur Seite stand und sie sich in der traumatischen Krise im Stich gelassen gefühlt haben. Aus diesem Grunde ist es eine wesentliche Aufgabe für die Pflegefachkraft, als empathische, einfühlsame und strukturierende Gesprächsperson zur Verfügung zu stehen, da ansonsten der Selbstheilungsprozess unterlaufen wird. Wichtig ist dabei, den Betroffenen seitens der Pflegenden Parteilichkeit und Unterstützungsbereitschaft zu vermitteln. Dies stürzt die Pflegenden in ein Dilemma, wenn beispielsweise der leicht verletzte Unfallverursacher und das schwerverletzte Unfallopfer auf dieselbe Station aufgenommen wurden und von der gleichen Pflegefachkraft in ihrer Krise begleitet werden. Beide Patienten leiden unter einer traumatischen Krise und werden von den Pflegenden wertfrei und ohne Schuldzuweisung betreut. Allerdings besteht die Möglichkeit, dass sich bei den Betroffenen (besonders beim Unfallopfer) das Gefühl verstärkt, beschädigt zu sein, wenn es keine parteiliche Intervention und Begleitung für jeden Einzelnen gibt. Bei der Aufnahme der Patientinnen und Patienten sollte deswegen die Trennung der Bezugspflege (bezüglich der Parteilichkeit) bedacht bzw. sollten in größeren Kliniken die Betroffenen auf unterschiedlichen Stationen untergebracht werden.

Unterstützungsbereitschaft zeichnet sich durch das Anerkennen und Benennen des Geschehens bzw. mögliche Hilfe zur Entlastung des Schamgefühls aus, beispielsweise nach häuslicher Gewalt („Ich habe schon viele Frauen kennengelernt, die Gewalt in der Familie durchleben mussten ..."). Die Pflegenden müssen, ohne sich aufzudrängen, die Bereitschaft signalisieren, dass sie zur Verfügung stehen und die Betroffenen ermutigen, über das Geschehene zu sprechen (Schmidt, 2010).

Durch Äußerungen von Wünschen, Sorgen und Hoffnungen werden oft die verwirrenden und chaotischen Gefühle und Gedanken der Betroffenen zum Ausdruck gebracht. Durch das Anerkennen, Zulassen und Akzeptieren des Geäußerten wird eine Vertrauensbasis geschaffen. Die Betroffenen haben das Gefühl, die Last wird mit ihnen getragen. Wünschen die Menschen Informationen zum Geschehen, kann ihnen Orientierungshilfe gegeben werden, um sie zu einer realistischen Einschätzung zu bringen. Es ist notwendig, sachliche Informationen oft zu wiederholen (Hausmann, 2014).

Viele Betroffene werden in einer traumatischen Krise als krank abgestempelt und mit Psychopharmaka behandelt. Sie werden für unfähig gehalten, ihre psychischen Reaktionen durch eigene Ressourcen zu bearbeiten und zu beeinflussen. Dies vergrößert den Abstand zum eigenen Innenleben und führt beim Menschen zu keiner größeren Selbsterkenntnis. Patientinnen und Patienten sollten durch Gespräche unterstützt werden, den Krisenverlauf selbst zu bewältigen (Cullberg, 2008). Die Pflegekräfte beschränken sich darauf, den natürlichen Ablauf zu ermöglichen. Durch eine Senkung des Stressniveaus (Reduzierung der Stresshormone) und der emotionalen Anspannung ist der Übergang in die Bearbeitungsphase möglich. Die Pflegenden können durch ein sicheres Umfeld, entlastende Gespräche und Ablenkung unterstützend dazu beitragen (Riecher-Rössler, Berger, Wernicke & Stieglitz, 2004).

Eine Möglichkeit bietet angemessene Bewegung, z.B. durch Spaziergänge mit pflegerischer Begleitung, kombiniert mit einem pflegetherapeutischen Gespräch nach den oben aufgeführten Richtlinien. Es können auch Entspannungsverfahren, Physiotherapie oder kreative Therapieformen verordnet werden. Parallel dazu sind eine gesunde Ernährung und der Verzicht auf Alkohol ein wesentlicher Faktor (Schmidt, 2010).

Bearbeitungsphase – Beratung und Information

In dieser Phase erfassen und verstehen die Patientinnen und Patienten ihre Diagnose, ihren Verlust usw. in ganzer Tragweite. Die Betroffenen möchten jetzt mit den Pflegefachkräften Ereignisse und eventuelle Folgen besprechen. Sie wollen beraten und informiert werden. Diese Anliegen müssen von den Pflegenden ernst genommen und die Patientinnen und Patienten dürfen nicht mit Phrasen abgefertigt werden („Das klärt dann der Arzt bei Visite mit Ihnen!"). Die Gespräche nehmen in dieser Phase viel Zeit in Anspruch, da die Menschen Entscheidungen treffen wollen und Fragen nach Ursachen, Verantwortung oder Schuld stellen und beleuchten möchten. Die Phase beginnt zumeist einige Tage bis Wochen nach dem Ereignis und die Menschen signalisieren selbst, wenn sie zu einer rationalen Auseinandersetzung bereit sind. Die Betroffenen sollten keinesfalls von Pflegenden gedrängt werden und sich zu früh mit Fragen dieser Phase auseinandersetzen (Hausmann, 2014).

Hier ist das Verständnis der Pflegenden für die Traumawirkung auf die Betroffenen sehr wichtig, da viele Menschen meinen, sie würden jetzt auch noch verrückt werden. Sie nehmen sich übel, dass sie das Ereignis nicht besser wegstecken. Die Pflegefachkräfte sollten Beratungszeiten für die Betroffenen im Pflegeprozess einplanen. So werden die Menschen in hohem Maß entlastet und das Stresserleben wird abgemildert. Das Wissen und Kennen der Symptome fördert das Sicherheitsgefühl und ermöglicht Orientierung (Schmidt, 2010).

Zielorientierte Beratungsgespräche während einer Pflegehandlung sind nur schwer möglich. Die Patientinnen und Patienten sollten auch spüren, dass die Beratungszeit für sie zur Verfügung gestellt wird und ein Angebot darstellt. Dies hilft auch dem Berufsstand der Pflegefachkräfte, von Patientinnen und Patienten professionell wahrgenommen zu werden und die Beratungstätigkeit als ihre Aufgabe zu sehen.

Neuorientierung – das Leben wieder neu formen

In der letzten Phase wenden sich die Betroffenen wieder ihrer Zukunft zu und beginnen ihr Leben neu auszurichten. Dies geschieht meist unter völlig neuen Rahmenbedingungen. Von großer Wichtigkeit sind für die Betroffenen jetzt offene Gespräche mit Angehörigen und Nahestehenden, diese unterstützen den Selbstheilungsprozess wesentlich. Die Pflegefachkräfte sollen zu diesen Gesprächen ermutigen und auffordern. Sie übernehmen dann die Aufgabe der Organisation und schaffen Raum und Zeit, um die Gespräche zu ermöglichen. Bezugspersonen sollten von den Pflegefachkräften ausführlich informiert und betreut werden, auch über mögliche Symptome und deren Normalität. Die Pflegenden müssen die Nahestehenden um geduldige und unterstützende Begleitung bitten. Des Weiteren können beispielsweise Kontakte zu Selbsthilfegruppen empfohlen und arrangiert werden. Manche Betroffenen profitieren auch von zusätzlichen speziellen Beratungsangeboten durch die Pflegefachkräfte.

Die Betroffenen und deren Nahestehende sollten über Ansprechpartnerinnen und Ansprechpartner auch außerhalb der Klinik Bescheid wissen, falls sich Symptome nicht zurückbilden, Hilfe benötigt wird oder Fragen auftreten. Die Information über Kontaktdaten sollte spätestens beim Entlassungsgespräch durch die Pflegenden erfolgen (Schmidt, 2010).

Zusammengefasst

- Als traumatische Krisen werden schwere plötzliche Schicksalsschläge oder Ereignisse angesehen, die unterschiedliche Lebensbereiche eines Menschen bedrohen können. Traumatische Krisen haben klare äußere Ursachen, z.B. den Tod eines Ehepartners.
- Traumatische Krisen sind eng an (meist irreversible) Verluste geknüpft. Sie werden auch als Verlustkrisen bezeichnet.
- Nicht jeder Verlust führt automatisch in eine Krise, erfordert aber von den Betroffenen das Durchleben eines Trauerprozesses.
- Der typische Verlauf einer traumatischen Krise umfasst die Schockphase, die Reaktionsphase, die Bearbeitungsphase und die Phase der Neuorientierung.
- In der Schockphase ist es von größter Wichtigkeit, die Betroffenen nicht alleinzulassen.
- Die Reaktionsphase birgt für die Betroffenen viele Gefahren, die Pflegenden sollten die Betroffenen zum Reden animieren und gute Zuhörerinnen bzw. Zuhörer sein.
- In der Bearbeitungshase sollten sich die Pflegefachkräfte viel Zeit für Beratungsgespräche einplanen.

Nachgefragt

Welche allgemeinen Richtlinien haben sich in der traumatischen Krisenbegleitung bewährt?

- Vermittle Sicherheit!
- Stehe jederzeit mit Ratschlägen und Tipps zur Verfügung!
- Führe Stressreduktion herbei!
- Aktiviere das soziale Umfeld!

3.2 Lebensveränderungskrisen nach Gerald Caplan

Es kommt zu Lebensveränderungskrisen, wenn sich Ereignisse aus dem natürlichen Lebensverlauf zu einem Krisenauslöser entwickeln, das seelische Gleichgewicht wird durch Belastungssituationen überfordert und aus der Balance geworfen. Lebensveränderungskrisen erwachsen, sehr oft an den Übergängen in neue Lebensphasen, wenn sich gewohnte Abläufe verändern und Menschen gefordert sind, sich neu anzupassen und zu orientieren. Besonders in den Übergangsphasen dieser Lebenszyklen sind Menschen sehr krisenanfällig. Des Öfteren sind diese Übergänge in neue Lebensabschnitte vorerst mit positiven Emotionen verbunden, z. B. die Ablösung vom Elternhaus, eine Hochzeit oder die Geburt eines Kindes. Allerdings besteht die Möglichkeit, dass sich die Wunschvorstellungen, die an diese Ereignisse geknüpft sind, nicht erfüllen und sich der Lebensabschnitt in eine negative Richtung entwickelt. Beispielsweise kann die Geburt eines Kindes, das voller Sehnsucht erwartet wird, schnell das Leben der Eltern völlig auf den Kopf stellen. Die Vorstellungen, die das Paar hatte, waren intensive Wunschgedanken, die sich nicht erfüllten. Dies kann zu massiven Stressreaktionen bei Mutter und Vater führen, da die Vorstellung der Eltern von Familienleben und Elternschaft nicht im Geringsten mit der Realität übereinstimmt. Infolgedessen ist ein Abgleiten in eine psychosoziale Krise für Mutter oder Vater möglich. Demgemäß kann ein glücklicher und positiv zu wertender Lebensabschnitt eine negative und herausfordernde Wendung nehmen. Die Bewältigung der Herausforderungen in einem neuen Lebensbereich stellt den Menschen vor große Aufgaben, an denen ein Scheitern oder Gelingen möglich ist. Häufig haben die Vorstellungen und das Ausmalen eines zukünftigen Lebensabschnitts wenig oder nichts mit der tatsächlichen Realität zu tun. Demnach kann dies die Betroffenen derartig verunsichern oder verängstigen, dass es zu einer krisenhaften Zuspitzung kommt und solche Ereignisse zu Krisenauslösern werden (Kast, 2017).

Auch Überforderungen spielen bei der Entstehung einer Krise eine große Rolle, wenn sich beispielsweise Zielvorstellungen, nach denen der Mensch sich sehnt, nicht erfüllen oder gar widersprechen. Durch den schleichenden und langsamen Beginn der Krise ist das auslösende Ereignis für den Menschen und sein soziales Umfeld meist nicht erkennbar. Einerseits können reale Gründe, wie eine schwierige ökonomische Situation einer Alleinerziehenden, die Ursache für die gefühlte Bedrohung und Überforderung sein. Andererseits können Betroffene durch begleitende Ängste und Befürchtungen eines Ereignisses verunsichert werden oder es werden negative Vorahnungen ausgelöst, die eine Lebensveränderungskrise auslösen (Dross, 2001; Stein, 2009).

Besonders für Pflegefachkräfte, die in der Altenpflege tätig sind, ist das Verständnis für die Lebensveränderungen von alten Menschen sehr bedeutend. Lebensveränderungen können zu einem Verlust des sozialen Netzwerks führen oder zu Schwierigkeiten, sich auf eine neue Situation einzustellen, beispielsweise beim Einzug in das Seniorenwohnheim. Diese Veränderungen des Lebensumfeldes sind für ältere Menschen sehr schwer zu verkraften (Lindner, 2009).

Ob eine Lebensveränderung zu einer Krise führt, ist abhängig von der intrapersonalen Krisenanfälligkeit und den individuellen Lebensumständen der Menschen.

3.2.1 Phasen der Lebensveränderungskrisen

Das Phasenmodell von Caplan (**Abb. 3-2**) folgt einem charakteristischen Verlauf. Der Beginn entwickelt sich, entsprechend des Krisenanlasses, über Tage bis maximal sechs Wochen. Am Ende der dritten Phase beginnt das Akutstadium und erreicht seine volle Ausprägung in der vierten Phase.

Die krisenhafte Entwicklung kann in jedem Stadium zu Ende gehen, wenn die Bewältigungsversuche erfolgreich verlaufen oder das Ziel aufgegeben oder erreicht wird.

Nachfolgend werden die einzelnen Phasen in ihren Verläufen entsprechend der Reihenfolge in Abbildung 3-2 dargestellt (Stein, 2009; Sonneck et al., 2016).

Konfrontation

Die Konfrontation mit einem problematischen Ereignis führt zu einer krisenhaften Entwicklung, da die eingesetzten Strategien und gewohnten Lösungsversuche wirkungslos bleiben. Dies führt, von Spannungen und Unbehagen begleitet, zu noch

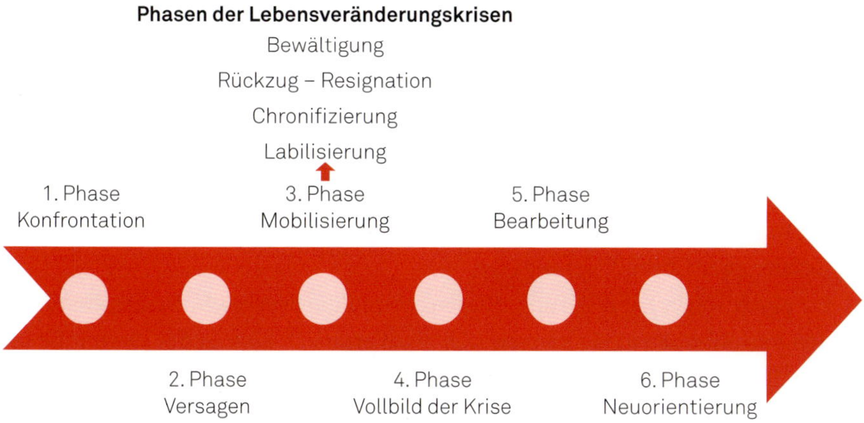

Abbildung 3-2: Phasen der Lebensveränderungskrisen (Quelle: Eigendarstellung, modifiziert nach Sonneck et al., 2016)

größerem persönlichen Einsatz von Problemlösungsversuchen. Die Betroffenen versuchen häufig, Freunde oder Angehörige in die Problembewältigung einzubeziehen.

Versagen

Die Betroffenen können die Belastung nicht mehr bewältigen, ihr Selbstwertgefühl sinkt und die Menschen fühlen sich dadurch als Versager, denen das Leben außer Kontrolle gerät. Dies führt zu steigender Angst und Hilflosigkeit und schränkt das Denken, Fühlen, Wahrnehmen und Handeln massiv ein. Der Fokus liegt auf der Bewältigung des Problems und einige Menschen klammern sich dabei an destruktive und nicht vielversprechende Problemlösungsstrategien.

Mobilisierung

Durch den steigenden inneren und äußeren Druck auf die Betroffenen werden alle verfügbaren Bewältigungskapazitäten mobilisiert und die eigene Situation reflektiert. Ungewohntes und Neues wie das Aufsuchen einer Beratungsstelle wird ausprobiert und andere Sichtweisen auf die Situation werden zugelassen. Diese Anstrengungen können die Krise bewältigen oder Resignation führt zur Aufgabe des Ziels. Wenden die Betroffenen dysfunktionale Lösungsstrategien an, kann dies die Isolation des Menschen oder den Einsatz von Suchtmitteln zur Folge haben. Auch die Gefahr der Spannungsentladung, über selbst- oder fremdzerstörerisches Verhalten, ist in dieser Phase gegeben.

Die Anstrengungen können zu unterschiedlichen Resultaten führen (**Abb. 3-3**), entweder

a. zur primären Bewältigung durch erfolgreiche Bewältigung der Krise (Selbstheilung) oder
b. zum Rückzug aus der Situation und Aufgabe der Ziele. Dies kann einen sozialen Rückzug mit sich bringen, der das Gefühl der Resignation beinhaltet. Hierbei liegt im Lösungsansatz ein Vermeidungsverhalten vor, dadurch steigt die Gefahr einer Chronifizierung oder
c. zur psychischen Labilisierung. Hierbei nimmt die psychische Symptomatik bei den Betroffenen zu. Sie können sich als „Versager" oder in der Opferrolle sehen. Dies kann mit Gefühlen der Schuld oder Wut verbunden sein, die Fremdaggression oder Selbstaggression mit sich bringen kann. Die psychische Labilisierung kann des Weiteren Suchtmittelmissbrauch und Suizidalität zur Folge haben (D'Amelio, 2010).

Vollbild der Krise

Ist weder Rückzug noch Lösung nach langer Zeit der Anspannung und Zermürbung möglich, kann ein winziger Auslöser die Situation zum Eskalieren bringen und einen Nervenzusammenbruch zur Folge haben. Dies wirkt auf das Umfeld der Betroffenen oft völlig unangemessen. Aber auch wenn die Betroffenen nach außen noch geordnet wirken, entsteht konfuses inneres Chaos. Dies geschieht, da die Wirklichkeit verzerrt wahrgenommen bzw. verleugnet wird. Die Kenn-

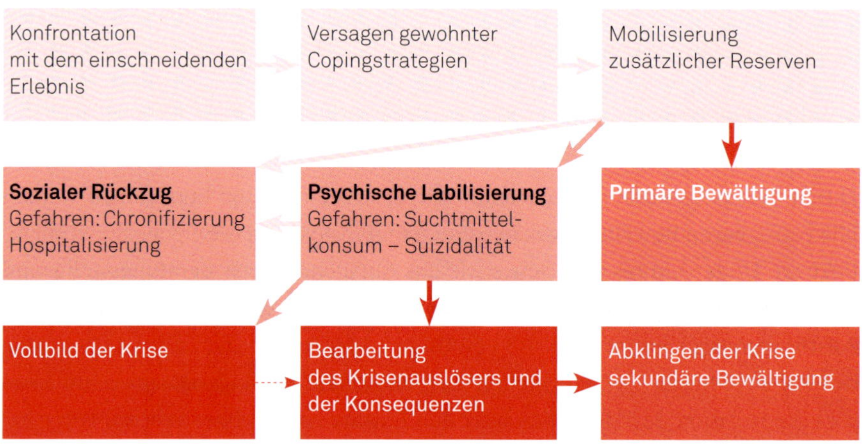

Abbildung 3-3: Strategien in der Mobilisierungsphase (Quelle: Eigendarstellung, modifiziert nach D'Amelio, 2010)

zeichen dieser Phase sind Rat- und Orientierungslosigkeit, ersichtliche seelische Verzweiflung und der Rückzug aus der Kommunikation. Es kann sowohl zu ungesteuerten Verhaltensweisen, ziellosen Äußerungen und Aktivitäten (Schreien, Suizidhandlungen etc.) als auch zu einer inneren Gelähmtheit (Denken, Fühlen, Handeln) kommen.

Im ungünstigsten Fall bei plötzlichem Verlust der Impulskontrolle, des Realitätsbewusstseins und/oder, wenn die Belastbarkeit der Umgebung erschöpft ist und dies zusätzliche Konflikte verursacht, entwickelt sich eine Dynamik, die ohne äußere Hilfe zur Katastrophe führt. Die Reaktionsphase der traumatischen Krise (**Kap. 3.1.1**) hat ähnliche Faktoren. Im günstigsten Fall finden in der Bewältigung der Krise eine Bearbeitung und Neuorientierung statt, die in den Abbildungen allerdings nicht berücksichtigt werden.

Bearbeitung

Der Krisenanlass wird durch die Konsequenzen aus den durchlaufenen Phasen nochmals bearbeitet. Veränderungen und daraus entstandene Belastungen werden von den Betroffenen zu beseitigen versucht.

Neuorientierung

Die Betroffenen entwickeln neue Methoden zur Anpassung an die veränderte Situation.

Lebensveränderungskrisen können in jeder Phase beendet werden, da der Krisenanlass wegfallen kann, wenn z. B. die böse Nachbarin stirbt oder eine gewohnte bzw. neue Lösungsstrategie greift. Auch kann es zu einem günstigen Krisenverlauf kommen, wenn Selbstheilungskräfte oder aber auch äußere Ressourcen mobilisiert werden können und dadurch eine Anpassung an die Erfordernisse der neuen Situation gelingt (Lindner, 2009).

Eine andere Möglichkeit ist es, die Dynamik der Krisenbewältigung zum besseren Verständnis für Pflegende durch die Darstellung in Zonen zu veranschaulichen. Dies erweist sich in der Praxis als einfaches Modell (**Abb. 3-4**). Hierbei umfasst die Komfortzone den Bereich unseres Lebens, in dem wir alles im Griff haben. Der Zugriff auf notwendige Kompetenzen und das Verknüpfen möglicher Strategien verschafft dem Menschen Souveränität. Neue Anforderungen oder Schwierigkeiten lassen uns die Komfortzone verlassen und bringen uns, indem wir Ausschau halten nach neuen und ungewohnten Handlungsmethoden, in die Stretch Zone. Ist eine zielorientierte Neukombination nicht möglich, dann ist der

Mensch überfordert und die begleitenden Affekte zeigen sich in schweren Angstgefühlen. Damit gleitet der Mensch in die Stresszone hinüber (Wingchen, 2014). Funktionieren Strategien oder Lösungsversuche, ist ein Zurückkommen in die Komfortzone möglich. Dieses Modell zeigt im Gelingen einer Krise eine Kreislauffunktion und verzichtet komplett auf die Phasen fünf und sechs.

Im Bereich der Altenpflege werden die Phasen der Lebensveränderungskrise besonders deutlich. Es kommt vor, dass besonders alte Menschen schon verwahrlost und völlig überfordert sind, bevor ambulante Hilfsmöglichkeiten zur Problemlösung herangezogen werden. Diese Maßnahmen werden meist vom sozialen Umfeld eingeleitet, weil sie von den Betroffenen durch unterschiedlichste Fakto-

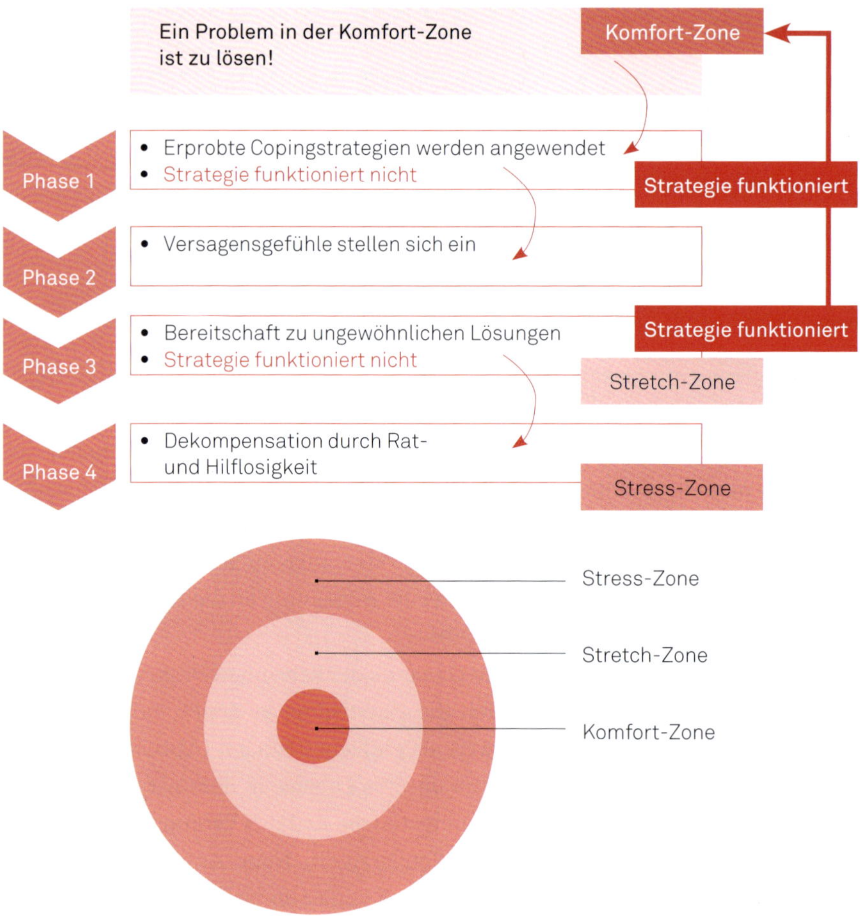

Abbildung 3-4: Krisenbewältigung (Krisenzonen) (Quelle: Eigendarstellung, modifiziert nach Wingchen, 2014)

ren nicht erkannt und/oder beispielsweise aus Stolz, Scham oder Überforderung abgelehnt wurden. Bis die ambulanten Hilfsmöglichkeiten zu Problemlösungsstrategien herangezogen werden, scheitern die verschiedensten Lösungsversuche des alten Menschen, um sich selbst zu versorgen. Gefühle des Versagens, tiefe Traurigkeit, Wut auf den körperlichen Verfall, Aggressionen gegen sich und andere kann der Mensch in dieser Zeit durchleben. Reicht die Begleitung durch die ambulanten Hilfsmöglichkeiten nicht aus, nehmen die Rat- und Hilflosigkeit weiter zu und es erfolgt, beispielsweise auf Drängen der Hauskrankenpflege, der Einzug in das Seniorenwohnheim. Pflegende der Altenarbeit müssen sich im Klaren darüber sein, dass die meisten Menschen sich beim Einzug ins Seniorenwohnheim in einer Krisenphase befinden. Liegt eine Lebensveränderungskrise vor, sollte sofort mit der pflegerischen Krisenintervention begonnen werden, um Gefahren von den Betroffenen abzuwenden und die Krisenbewältigung zu unterstützen. Nur dann kann der neue Lebensabschnitt den Betroffenen in die Komfortzone zurückbringen.

3.2.2 Pflegerische Intervention bei Lebensveränderungskrisen

Die pflegerische Intervention setzt bei Lebensveränderungskrisen meist erst in der 3. Phase (bzw. Stretch-Zone) ein, da die Phasen eins und zwei meist von den Betroffenen ohne oder nur mit eingeschränkter Unterstützung durchlaufen werden (Abb. 3-4). Wie beschrieben (**Kap. 3.2.1**) kennzeichnet diese Phasen das Ausprobieren verschiedener persönlicher Strategien. Ab der Phase drei fallen dann dem Umfeld problematische Verhaltensweisen der Betroffenen auf und das macht sie zugänglich für Hilfe von außen.

Im Mittelpunkt der pflegerischen Intervention bei Lebensveränderungskrisen stehen die aktuellen Schwierigkeiten in Kombination mit den internen oder externen Konfliktauslösern. Für die Pflege ist es wichtig, Zeitpunkt bzw. Zeitspanne, Beziehungsmuster, Copingstrategien und die Biografie der Betroffenen in die Begleitung einzubeziehen. Dies setzt eine genaue und professionell ausgeführte Pflegeanamnese und Biografiarbeit in der Altenpflege durch Pflegefachkräfte voraus, um an unverfälschte Informationen aus erster Hand zu gelangen, mit denen auch gearbeitet bzw. interveniert werden kann (Schmidt, 2010). In dieser Phase ist der erste Schritt, dass die Betroffenen den genauen Grund der Krise erfassen und verstehen können, weshalb es zu diesen starken emotionalen Reaktionen kommt. Die Pflegefachkräfte brauchen Zeit und Geduld, um mit gezielten Fragen alle Zusammenhänge nachzuvollziehen. Wie kam es zu den Problemen? Was beeinträchtigt Sie am meisten? Wie sehen das andere (Partner, soziales Umfeld, ...)?

Welche Symptome sind offensichtlich? Was tun Sie dafür bzw. dagegen? Wie verhalten Sie sich? Wie verhält sich das Umfeld? Eine bedeutende Rolle spielen außerdem die Erfragung und Entlastung negativer Gefühle, diese durch Benennen offensichtlich werden zu lassen hilft, Emotionen einzuordnen und zu verstehen. „Wie geht es Ihnen bei ...?" oder „Wie fühlen Sie sich in dieser Situation?" sind Fragen, die sich hierzu eignen. Es sollte bedacht werden, dass Gefühle das Denken und Handeln der Krisenbetroffenen bestimmen.

Auch bisherige Lösungsversuche (Copingstrategien) sollen, soweit möglich, eruiert werden: Weshalb waren sie nicht zielführend? Wurden sie zum falschen Zeitpunkt eingesetzt? Besonders wichtig ist es, schnellstmöglich die Selbst- und Fremdgefährdung einzuschätzen (Schnell & Wetzel, 1999). Viele Betroffene denken des Weiteren über alternative Lösungen nach. Die Pflegefachkräfte sollten dies thematisieren. Haben Sie Ideen, was sie alternativ tun könnten? Wie haben Sie früher in herausfordernden Situationen reagiert? Was würde Ihnen ihr bester Freund raten?

Besonders in der dritten Phase sollte die Technik des aktiven Zuhörens (**Kap. 5.2.4**) angewandt werden. Durch das aktive Zuhören gepaart mit Sequenzen der Information und Beratung sollen die Betroffenen bestehende Möglichkeiten erkennen. Eigene Standpunkte zu argumentieren und sich verständlich zu machen, unterstützt die Betroffenen dabei, Gesagtes neu zu strukturieren. Zusätzlich wird das Selbstvertrauen der Menschen gestärkt, existierende Ressourcen können mobilisiert werden. Für die Pflegenden besteht hierbei die Chance, gefährdende Risikofaktoren, wie beispielsweise Fremd- oder Selbstgefährdung, zu identifizieren. Die Probleme der Menschen müssen angesprochen und Schwierigkeiten als solche benannt werden, dann können sich Gefühle und Reaktionen wieder normalisieren. Im Seniorenwohnheim sollten Pflegefachkräfte schnell Kontakt zu anderen Bewohnerinnen und Bewohnern herstellen und diesen mit gemeinsamen Aktivitäten fördern (Wingchen, 2014).

Die Beratung durch Pflegefachkräfte ist in der Phase drei ein wichtiges Thema, es sollen auf möglichst alle Fragen adäquate und kongruente Antworten gefunden werden. Essenziell ist es, die Sorgen und Ängste ernst zu nehmen, es können unterstützend Selbsthilfegruppen, Informationsabende, Broschüren herangezogen und Kontakte zu ebenfalls betroffenen Menschen hergestellt werden. Eine soziale Unterstützung durch Nahestehende muss von Pflegenden als Ressource genutzt und gefördert werden. Alle Beteiligten müssen fachlich unterwiesen und einbezogen werden, damit für alle unverkennbar ist, was zu tun ist und was erwartet wird. Hierbei achten die Pflegefachkräfte auf die Entbindung von der Schweigepflicht und die Richtlinien des Datenschutzes (Hausmann, 2014; Schmidt, 2010). Zur bildlichen Verdeutlichung für die Betroffenen und als Assessmentinstrument für den Pflegeprozess kann das Beziehungsnetz herangezogen werden (**Kap. 5.5**).

Im Vollbild der Krise, der Phase vier, sind alle Bewältigungsversuche gescheitert und die Kräfte sind erschöpft, der Mensch bricht zusammen. Pflegende müssen in dieser Phase den Kontakt zu den Betroffenen halten und dürfen den sozialen Rückzug nicht hinnehmen. Es ist wichtig, für Sicherheit zu sorgen und die Menschen zu entlasten, beispielsweise mit einer Tagesstruktur. Der Alltag soll auch an Wochenenden, Abenden, Feiertagen und kritischen Tagen, z. B. dem Geburtstag oder Todestag des Ehemannes, mit Aktivitäten gut durchgeplant sein, um Kurzschlusshandlungen zu vermeiden. Im Seniorenwohnheim wird eine solche Planung gemeinsam mit den Bewohnern erarbeitet, dies erfordert von den Pflegefachkräften Kreativität, Einfühlungsvermögen und Engagement. Die Pläne müssen von Pflegenden und Bewohnern als verbindlich angesehen werden.

Ist der Auslöser der Lebensveränderungskrise beispielsweise die Pflegebedürftigkeit einer hochbetagten Patientin und kann diese keine Besserung erhoffen, dann ist für sie das Akzeptieren von Hilfe nötig. Dies kann durch Maßnahmen erreicht werden, die der Pflegebedürftigen signalisieren, dem Pflegenden nicht völlig ausgeliefert zu sein. Dazu gehören z. B. die Information und die Einwilligung, wann, von wem und wie Pflegemaßnahmen durchgeführt werden. Auch die Zuverlässigkeit der Pflegefachkräfte schafft Sicherheit und Vertrauen und hilft, die Krise zu bewältigen. Weiterhin baut die Beachtung des eigenen Tempos der Patientin Widerstände ab. Selbst aktiv zu sein, fördert die Erfahrung, Situationen meistern zu können und wirkt passivem und abhängigem Verhalten entgegen (Langfeldt-Nagel, 2004).

Die Bearbeitung in der fünften Phase zeigt, dass es in Lebensveränderungskrisen selten schnelle Lösungen gibt. Das geduldige Vermitteln von Zuversicht durch die Pflegefachkräfte demonstriert den Betroffenen, dass eine Verbesserung möglich ist. Für ein Ergebnis ist es nötig, kleine Schritte zu planen, die erreichten Schritte den Betroffenen klarzumachen und die ersten Erfolge zu registrieren. Erfolgreiche Ergebnisse müssen bewusst erhalten werden. Es ist an der Zeit, auf problematisches Verhalten hinzuweisen und dieses abzubauen. Auch die Angehörigen können in den Prozess einbezogen werden. Die Bearbeitung erfolgt mit der Unterstützung und Vorschlägen des multiprofessionellen Teams, das die Vorgehensweise untereinander abstimmt und plant. Ein realistisches und einheitliches Bild von der Zukunft bei allen Beteiligten ist hierbei sehr hilfreich (Hausmann, 2014; Dross, 2001).

Zusammengefasst

- Lebensveränderungskrisen entwickeln sich aus Ereignissen aus dem natürlichen Lebensverlauf, die zu einem Krisenauslöser werden. Menschen sind in neuen Lebensphasen gefordert, gewohnte Abläufe zu verändern oder sich neu anzupassen bzw. zu orientieren.
- Ereignisse im Dasein, die eigentlich eine positive Bewertung im Leben darstellen sollten, wie die Geburt eines Kindes oder eine Hochzeit mit dem/der Lebenspartner/in, können sich zu Krisen entwickeln.
- Lebensveränderungskrisen können sich je nach Krisenmodell über vier bzw. sechs Phasen erstrecken.
- Pflegefachkräfte, die in der Hauskrankenpflege oder in der Altenarbeit tätig sind, werden meist erst mit der 3. Phase der Betroffenen konfrontiert.
- Das aktive Zuhören und den Kontakt zu den Betroffenen zu halten sind wichtige Elemente pflegerischer Krisenintervention.
- Verbindungen zu Nahestehenden müssen von den Pflegenden gefördert werden.

Nachgefragt

Welche Aussagen bezüglich pflegerischer Krisenintervention treffen zu?

- Die Planung der Tagesstruktur mit Bewohnern spielt eine große Rolle.
- Gezielte Anamnese und Biographiearbeit sind Voraussetzung für das Gelingen.
- Übereilte Kontaktaufnahme zu anderen Bewohnern ist ein großer Unsicherheitsfaktor.
- Die gemeinsame Planung der Tagesstruktur ist völlig unverbindlich.

3.3 Gefahren psychosozialer Krisen

Erhalten Menschen in einer psychosozialen Krise keine rasche Hilfe bzw. Begleitung, besteht die Gefahr der Zuspitzung mit möglicher Entwicklung eines psychiatrischen Notfalls, einer Suizidhandlung oder fremdgefährdenden Verhaltens. Es besteht die Möglichkeit, dass bei entsprechend vulnerablen Menschen eine psychiatrische Krankheit oder psychische Störung ausbrechen oder ein Rückfall einer psychiatrischen Erkrankung ausgelöst werden kann. Auch eine Chronifizierung im Sinne einer Entwicklung psychiatrischer Verhaltensweisen kann entstehen. Diese können von Anpassungsstörungen, posttraumatischen Belastungsstörungen, Suchterkrankungen bis hin zu Somatisierungsstörungen oder ähnlichen Krankheitsbildern reichen. Eine große Gefahr besteht auch für das soziale Umfeld, so können Partnerschaften, Beziehungen, Arbeitsplatz, Ausbildungsstelle und vieles mehr verloren gehen (Riecher-Rössler et al., 2004).

Dieses Verhalten entspringt der hohen affektiven Belastung der Krisenbetroffenen. Dadurch entsteht eine starke Tendenz zur Entlastung, die sich in unterschiedlichen impulsiven und destruktiven Handlungen äußert. Eine Manifestation kann sich in langwierigen physischen und psychischen Störungen bzw. einer Änderung des Sozialverhaltens niederschlagen. Das Gefährdungspotenzial muss von den Pflegenden erkannt bzw. eingeschätzt und die adäquaten Maßnahmen müssen eingeleitet werden. Dies ist für die Pflegefachkräfte während der Krisenbegleitung ein verantwortungsvoller und schwieriger Prozess, der viel Aufmerksamkeit und Empathie erfordert. Ein gewichtiges Ziel ist die Abwendung zusätzlicher Schäden und Probleme von den Betroffenen und ihren Nahestehenden und die Verhinderung des Übergangs in einen psychiatrischen Notfall. Des Weiteren ist es notwendig, Handlungen und Warnsignale zu erkennen, die eine akute Gefahr darstellen, und diese von mittel- und längerfristigen Gefährdungen zu trennen (**Abb. 3-5**).

Die *akute Gefährdung* kann entweder durch beabsichtigte Handlungen oder aber durch Kontrollverlust erzeugt werden. Die Selbstkontrolle der Betroffenen kann durch Suchtmittelkonsum deutlich vermindert werden. Es kann zu Aggressionsausbrüchen oder der Verschlechterung einer psychischen Erkrankung kommen. Akute Gefahren fordern von den Pflegefachkräften immer eine rasche pfle-

Akute Gefährdung	• Selbstgefährdung – Suizidalität – Selbstverletzung – selbst verschuldete Unfälle • Fremdgefährdung – Androhen von Gewalt – Gewalthandlungen • Akute Verschlechterung der bestehenden psychischen Verfassung/Erkrankung
Mittel- oder längerfristige Gefährdung	• Pathologische Trauerreaktion • Symptome einer psychischen Erkrankung • Beginn von Suchtmittelmissbrauch • Beginn somatischer/psychosomatischer Erkrankungen • Verlust des Arbeitsplatzes oder sozialer Sicherheit – Schulden • Verlust der Partnerschaft, sozialer Kontakte – Isolation

Abbildung 3-5: Einstufung von Gefährdungen (Quelle: Eigendarstellung, modifiziert nach Stein, 2009)

gerische Intervention, um unmittelbare Lebensgefahr abzuwenden, quälende Symptome rasch zu beseitigen und Gefährdungen zu erkennen. Aggressive Handlungen, psychischer und physischer Art, können sich aber auch gegen Nahestehende oder die Öffentlichkeit richten, beispielsweise gegen den Arbeitgeber. Zur Einstufung der Gefährdung ist das Ausmaß der Abhängigkeit von den Lebensumständen der bedrohten Person von hoher Relevanz. Eine psychische Bedrohung kann zur Verschärfung der psychosozialen Krise führen, z. B. durch eine polizeiliche Anzeige, oder aber auch zur scheinbaren Entschärfung der Situation beitragen, wenn die beängstigende Handlung unterlassen wird. Dies ist beispielsweise der Fall, wenn der Ehepartner die Scheidung zurückzieht. Pflegefachkräfte sollten sensibilisiert sein und Betroffene und Nahestehende darauf hinweisen, dass bestimmte Phasen der verschiedenen Krisen ein hohes Gefährdungspotential in sich tragen. Eine deutlich herabgesetzte Selbstkontrolle liegt in der Schockphase der Verlustkrise vor, unmittelbar nach einer Traumatisierung oder wenn die Lebensveränderungskrise ihren Höhepunkt erreicht hat, da mehrere Bewältigungsversuche fehlgeschlagen sind (Sonneck et al., 2016; Stein, 2009).

Bestehen *mittel- und längerfristige Gefährdungen* bei bestehender Krisensituation, können dadurch physische bzw. psychische Störungen oder Veränderungen des Sozialverhaltens ausgelöst werden. Es ist hierbei für die Betroffenen besonders hilfreich, wenn deren Entscheidungs- und Handlungsfähigkeit und das Selbstwertgefühl gefördert werden.

Ein Fixierungsrisiko besteht, wenn eine Aktivierung intrapsychischer Konflikte einer bereits durchlebten traumatischen Krise erfolgt. Das bedeutet, verdrängte Krisenerlebnisse werden durch einen erneuten Krisenanlass ins Gedächtnis gerufen. Demnach kann beispielsweise ein früher erlebtes Missbrauchsereignis, das bisher verdrängt wurde oder nicht erinnerlich war, durch einen spezifischen Auslöser reaktiviert werden. Der spezifische Auslöser kann ein Ereignis sein, das die Betroffenen als situativ missbrauchend empfinden oder das ähnliche Emotionen wie beim damaligen Erlebnis auslöst. Diese Emotionen können durch die persönliche Wahrnehmung getriggert sein. Das bedeutet beispielsweise, dass ein starker Geruch, kombiniert mit einer fehlgedeuteten Handlung eine traumatische Erinnerung hervorrufen kann. Entsprechende Symptome können diese Erinnerungen begleiten, wie Angst, Ekel, Verzweiflung, körperliche Beschwerden usw. (Sonneck et al., 2016; Brossi, 2006).

Die eigentlich widersinnige Bezeichnung der chronischen Krise charakterisiert eine überdauernde instabile Krisenentwicklung, die immer wieder durch Gefährdungen bedroht ist. Der therapieresistente Verlauf wird meist von Komorbidität begleitet und womöglich durch soziale Schwierigkeiten und milieubedingte Risiken belastet (Dross, 2001). Chronisch protrahierte Krisen entstehen aus Lebensveränderungskrisen, die mit Vermeidungsverhalten oder destruktiven Bewältigungsmustern gelöst wurden bzw. durch traumatische Krisen, die sich in der Reaktionsphase festgefahren haben (**Kap. 3.1.1**).

Die Gefahr der Chronifizierung kann von der Umwelt durch die Förderung der Hilflosigkeit der Betroffenen oder Verstärkung unnötiger Abhängigkeit bzw. Unterdrückung von Gefühlen gesteigert werden. Chronische Krisen machen sich durch extremes Vermeidungsverhalten bemerkbar. Bis auf den engsten Familienkreis werden jegliche Kontakte vermieden. Die Aktivität der Betroffenen beschränkt sich auf Klagen und Anklagen. Die Stimmung ist misstrauisch und subdepressiv ohne konkreten Anlass, allerdings begleitet von körperlichem Unbehagen, einer diffusen Beschwerdesymptomatik und hohem Medikamentenkonsum (Hausmann, 2019).

Massenbelastungen, z.B. ein Zugunglück oder ähnliche Krisenanlässe, haben ein erhöhtes Chronifizierungsrisiko, weil zur individuellen persönlichen Panik eine Vielzahl von anderen Panikreaktionen erlebt und verarbeitet werden muss.

Die nachstehenden psychischen und sozialen Faktoren können entscheidend den Chronifizierungsprozess begünstigen.

Soziale Faktoren:

- *Materieller Krankheitsgewinn:* Krankheit und Berufsunfähigkeit ermöglichen eine finanzielle Existenzsicherung (Krankengeld, Pension usw.).
- *Sozialer Krankheitsgewinn:* anerkannter Status als Patientin oder Patient.

Psychische Faktoren:

- *Psychischer Krankheitsgewinn:*
  - *Primärer* Krankheitsgewinn: Die Krankheit, die durch die Chronifizierung der psychosozialen Krise entstanden ist (z.B. eine Depression), dient als Lösung des unerträglichen inneren Konflikts.
  - *Sekundärer* Krankheitsgewinn: Die Krankheit dispensiert von persönlicher Verantwortung, da sich andere Personen um die Betroffenen kümmern.
- *Vermeidungsverhalten*, ausgelöst durch Ängste der Betroffenen. Es werden scheinbar Probleme gelöst, indem bestimmte Situationen vermieden werden. Durch Androhung von Gewalt kann in Partnerschaften das beängstigende Verhalten unterdrückt und dadurch die Auseinandersetzung damit verhindert werden (Sonneck et al., 2016).

Für die chronische Krise gilt als charakteristisch, dass sie sich im Erstkontakt wie eine akute Krise präsentiert. Der Mensch in einer chronischen Krise zeigt sich als besonders verletzlich, dadurch werden viele Situationen zu potenziellen Krisenanlässen. Durch mangelnde Qualität der Pflegeanamnese oder Unkenntnis einer chronischen Entwicklung kann die Pflegefachkraft die Krise missdeuten. Wird im Pflegeprozess nun eine akute Krisenintervention als Maßnahme gesetzt, wird dies die Hilflosigkeit und Abhängigkeit weiter fördern. Die Frage nach der Dauer des Zustandes stellt hierfür die wichtigste Entscheidungshilfe dar. Bei chronischen Krisen sollte neben aktueller Hilfestellung auch Psychotherapie angeboten werden, um eine dauerhafte Lebensänderung zu erreichen.

Des Weiteren gilt *Alkohol-, Drogen- und Medikamentenmissbrauch* als große Gefahr in einer psychosozialen Krise und wird ebenfalls als inadäquates Coping angesehen. Die Betroffenen betäuben sich in der Situation der psychosozialen Krise, dies kann im destruktivsten Fall als Selbstmord auf Raten angesehen werden. Folgenschwer kann sich die Isolation bzw. der soziale Rückzug mit selbstzerstörerischen Tendenzen der Betroffenen durch den massiven Substanzmittelkonsum auswirken, was zusätzliche Schwierigkeiten schafft, z. B. einen aktiven oder passiven Arbeitsplatzverlust. Zudem kann es zu plötzlichen unüberlegten sexuellen „Fehltritten" kommen, die besonders verheirateten Betroffenen massive Probleme mit unvorhersehbarem Nachspiel bringen. Durch den Einfluss von Suchtmitteln besteht immer die Gefahr einer herabgesetzten Impulskontrolle, dies kann schlimmstenfalls zu einem Ausschluss aus der Gesellschaft führen (Cullberg, 2008; Sonneck et al., 2016; Stein, 2009).

Für Pflegefachkräfte im extramuralen Bereich oder in Langzeiteinrichtungen können z.B. plötzlicher übermäßiger Alkoholkonsum (Rauschzustände), allgemeine Änderung des Trinkverhaltens, Sammeln bzw. Erschwindeln von Tabletten Warnsignale und Hinweise auf einen beginnenden Suchtmittelkonsum sein.

Manche Menschen verhalten sich in psychosozialen Krisen auch taktlos und unerwartet aggressiv, dies zeigt sich in sehr fordernden und anklammernden Verhaltensweisen (**Kap. 5.6**). Auch das Wecken von Schuldgefühlen oder Anklagen des sozialen Umfelds, nicht genug für die Betroffene bzw. den Betroffenen zu tun, wird von der Umwelt als schwierig erlebt. Die Unfähigkeit, das Geschehene und sich selbst zu akzeptieren, kann zur Selbstdestruktion und Selbstverachtung führen. Den eigenen Rückzug und die Verhaltensweisen anderer als negativ zu interpretieren verstärkt das Gefühl, ausgestoßen zu sein. Sollten Pflegekräfte in dieser Situation gekränkt oder verlegen den Umgang mit dem krisenbehafteten Menschen meiden, wird dies als Bestätigung der eigenen Wertlosigkeit erlebt.

Suizidales Verhalten kann als extreme Form des Selbsthasses bei Scheitern aller Bewältigungsversuche in einer psychosozialen Krise gezählt werden. Dies kann sich durch sozialen Rückzug mit selbstzerstörerischer Tendenz äußern oder aber in aggressiven Verhalten und gewalttätigem Handeln gegenüber anderen Personen (**Kap. 5.6**). Des Weiteren kann eine Todessehnsucht, um dem Verstorbenen nahe zu sein, in einen Suizid führen (Cullberg, 2008).

Wie bereits in **Kapitel 1.4** beschrieben können psychosoziale Krisen körperliche Belastungen mit sich bringen, die sich in unterschiedlichen Symptomen äußern. Diese körperlichen Begleitreaktionen können sich infolge eines langanhaltend hohen Angstpegels in schweren, unterschiedlichen Krankheiten niederschlagen.

Overbeck (1984) beschreibt die „Krankheit, nicht krank sein zu können", wenn körperliche Funktionen übermäßig und krankhaft eingesetzt werden. Es entsteht bei den Betroffenen kein Krankheitsgefühl, da Symptome nicht bemerkt werden. Nicht wahrgenommene Dauerbelastung durch eine langandauernde Krise und die Unterdrückung der Symptome können beispielsweise zu einem Herzinfarkt führen. Zudem besteht das Risiko, dass es bei entsprechender Vulnerabilität (Diathese-Stress-Modell) durch die kurzfristige heftige Belastung oder durch länger andauernde kumulative Belastungen zum Ausbruch oder Rezidiv einer psychischen Störung kommt (D'Amelio, 2010).

Gehen Menschen im Leben Sinn, Ziele und Entfaltungsmöglichkeiten verloren, werden sie hoffnungslos. Die Hoffnungslosigkeit bringt eine hohe Krankheitsanfälligkeit mit sich. Deutlich wird dies bei alten Menschen, die in Seniorenwohnheime übersiedeln. Diese geraten häufig in schwere Krisen und es entwickeln sich auch ohne Vorbelastung schwere, somatische Erkrankungen. Im ersten halben Jahr nach dem Einzug versterben besonders viele alte Menschen in Pflegeeinrichtungen (Stein, 2009).

Bevor der biologische Tod eintritt, trifft die meisten alten Menschen der soziale Tod. Dieser ist gekennzeichnet durch das allmähliche Absterben der sozialen Beziehungen, das Gefühl der Nutzlosigkeit im Familienverbund, die zwangsweise Aufgabe sämtlicher gesellschaftlicher Rollen und den Einzug ins Altenheim. Jenen Rückzug auf Raten nennt Wilkening (1998) den *sozialen Tod*. Es muss der Versuch unternommen werden, dem sozialen Tod und somit der Krankheitsgefährdung entgegenzuwirken.

Aktivierende pflegerische Maßnahmen:

- Einbeziehen des Familienverbunds in die Pflege der Bewohnerinnen und Bewohner

- Zuteilung von regelmäßigen Tätigkeiten und Aufgaben, z.B. Übernahme von hauswirtschaftlichen Tätigkeiten, Kaffee austeilen, um Kontakt zu anderen herzustellen, usw.
- Mitbestimmung bei Pflege und den individuellen Tagesstrukturen.

Allerdings erfordern sie von Pflegenden Einsatzbereitschaft, Flexibilität, Kreativität und eventuell auch ein wenig Mut.

Zusammengefasst

- Menschen in psychosozialen Krisen brauchen rasche Hilfe bzw. Begleitung, ansonsten sind sie unterschiedlichen Gefahren ausgesetzt.
- Die Gefahrenlage kann in akute und mittel- bzw. längerfristige Gefährdungen eingeteilt werden.
- Die akute Gefährdung umfasst alle Faktoren der Selbstgefährdung und Fremdgefährdung, sowie die Verschlechterung einer bestehenden psychischen Störung.
- Mittel- oder längerfristige Gefährdungen sind beispielsweise pathologische Trauerreaktionen, beginnender Suchtmittelmissbrauch oder Isolation.
- Die widersinnige Bezeichnung der chronischen Krise charakterisiert eine überdauernde instabile Krisenentwicklung, die immer wieder durch Gefährdungen bedroht ist.
- Eine Fixierungsgefahr kann durch die Aktivierung intrapsychischer Konflikte einer bereits durchlebten traumatischen Krise erfolgen. Hierbei werden vergangene Krisenerlebnisse durch einen erneuten Krisenanlass ins Gedächtnis gerufen.
- Vor dem biologischen Tod können Krisenbetroffene zuerst den sozialen Tod erleiden.

Nachgefragt

Welche Faktoren können den Chronifizierungsprozess in einer psychosozialen Krise begünstigen?

- Suizidaler Krankheitsgewinn
- Materieller Krankheitsgewinn
- Sozialer Krankheitsgewinn
- Psychischer Krankheitsgewinn

3.4 Chancen psychosozialer Krisen

Bei schwerwiegenden Krisen kann sich der Mensch kaum vorstellen, dass sich durch diese Erlebnisse auch positive Effekte zeigen können. Die Forschung zeigt jedoch, dass aus negativ bewerteten psychosozialen Krisen später bestenfalls positive Erfahrungen gezogen werden können und Betroffene die Möglichkeit haben, an den Erlebnissen zu wachsen. Die Befähigung von betroffenen Menschen, aus Krisenerlebnissen positive Aspekte zu gewinnen, nennt die Forschung *Benefit-finding* (Tennen & Affleck, 2002).

Dies belegt eine Studie mit Frauen, die an Brustkrebs im Frühstadium erkrankten: Bei den Teilnehmerinnen der Forschungsgruppe wurde sechs Monate zuvor Brustkrebs diagnostiziert und sie wurden Folgendes gefragt: *„Hat es irgendwelche Auswirkungen bei ihrer Erfahrung mit Brustkrebs gegeben?“* Über 80 % der Befragten gaben positive Auswirkungen an. Sie nannten beispielsweise eine bessere Beziehung zum Ehemann oder dass sie das Leben intensiver leben würden, da sie dem Tod nahegekommen seien. Die Forscher beobachteten die psychische und physische Gesundheit der Frauen über ein Jahr. Es ging denjenigen am besten, die solche positiven Aspekte erkannten und diese für ein *positive reappraisal coping* (Bewältigung durch kognitive Neubewertung unter erkannten positiven Aspekten) einsetzten. Die Krisenbewältigung erfolgte über eine Neubewertung der Situation im Hinblick auf positive Auswirkungen und Zielvorstellungen (Sears, Stanton & Danoff-Burg, 2003).

Es kommt vor, dass Menschen nach psychosozialen Krisen ein posttraumatisches Wachstum, das bedeutet positive psychische Veränderungen, erleben.

Dieses lässt sich fünf Bereichen zuordnen:

- Entstehen neuer Möglichkeiten und Interessensgebiete
- Verbesserung der Beziehung zu anderen Menschen
- Wachsen der eigenen inneren Stärke
- Wertschätzung des eigenen Lebens
- spirituelle Veränderungen.

Das persönliche Wachstum durch eine Krise ist kein Regelfall. Diese Erkenntnis zog Cryder aus einer Studie mit Kindern, die in North Carolina einen Wirbelsturm überlebten. Die Kinder mit dem stärksten posttraumatischen Wachstum waren diejenigen, die von sich glaubten, die besten Strategien zur Problembewältigung zu haben. Menschen erfahren am ehesten posttraumatischen Wachstum, wenn das krisenauslösende Erlebnis in der eigenen Vorstellung häufig nachvollzogen wird. Dies hilft das Ereignis einzuordnen und zu verstehen (Cryder, Kilmer, Tedeschi & Calhoun, 2006, zitiert nach Gerrig & Zimbardo, 2008).

Die mögliche Entwicklung positiver Effekte nach psychosozialen Krisen ist für die Psychohygiene der Pflegefachkräfte ein wichtiger Gesichtspunkt. Die Krisenbegleitung kann eine kräftezehrende Tätigkeit sein. Pflegende müssen sich besonders bei ablehnenden Verhalten und extrem negativen Reaktionen der Betroffenen motivieren, entlastende Gespräche mit ihnen zu führen. Die erzielbaren positiven Auswirkungen der Krisengespräche helfen, die Sinnhaftigkeit der pflegerischen Krisenintervention zu untermauern.

Zusammengefasst

- Menschen nach psychosozialen Krisen können positive psychische Veränderungen erleben.
- Als Benefit-finding wird die Fähigkeit bezeichnet, aus Krisenerlebnissen positive Aspekte zu gewinnen.
- Das persönliche Wachstum durch eine psychosoziale Krise ist kein Regelfall.
- Wenn das krisenauslösende Erlebnis in der eigenen Vorstellung häufig nachvollzogen wird, hilft dies, das Ereignis einzuordnen und zu verstehen und kann zu einer positiven Verarbeitung führen.

Nachgefragt

Wodurch können Menschen nach psychosozialen Krisen positive psychische Veränderungen erleben?

- Entstehen neuer Möglichkeiten und Interessensgebiete
- Konflikte mit dem sozialen Umfeld
- Wachsen der eigenen inneren Stärke
- Wertschätzung des eigenen Lebens und spirituelle Veränderungen

3.5 Suizidale Krise

Die suizidale Krise entsteht aus der Zuspitzung oder gefühlten Ausweglosigkeit psychosozialer Krisen. Wie bereits beschrieben (**Kap. 3.3**) können hierbei unterschiedliche Faktoren ausschlaggebend sein. Motive für einen Suizidversuch können massive Schuldgefühle oder Kränkung, Aggressionen gegen sich selbst, Bestrafung der Umwelt (z. B. den Expartner), eigene Erlösung (z. B. bei chronischen

Schmerzen) und vieles mehr sein. Die Betroffenen sind in bestimmten Krisenphasen wie der Schock- oder Reaktionsphase der traumatischen Krise besonders gefährdet (**Kap. 3.1.1**).

Aufeinanderfolgende Krisen, sogenannte *aufgestockte Krisen*, führen häufig in die suizidale Krise. Die Probleme und Sorgen der Menschen werden als übermächtig und unlösbar eingestuft oder es wird die aktuelle Lebenssituation als zu schmerzlich empfunden. Vielfach sind Suizidhandlungen Kurzschlussreaktionen im Rahmen von Lebenskrisen, die Zeitspanne bis zur Ausführung beträgt oft nur wenige Stunden. In der Biografie suizidgefährdeter Personen verbergen sich oft einschneidende Verlust- bzw. Entbehrungserlebnisse, die das Leben für die Betroffenen wertlos wirken lassen. Hierbei ist eine enorm wichtige Aufgabe der Pflegenden, die Krisenbetroffenen aufmerksam zu beobachten und suizidale Tendenzen zu erkennen. Zurückliegende Ereignisse wie die Mitteilung einer Krebsdiagnose oder eine unangenehme bevorstehende Situation, z.B. der Einzug in ein Seniorenwohnheim, können als Auslöser gelten (Grunst & Sure, 2006). Den Suizidhandlungen geht meist eine suizidale Entwicklung voraus, die von Prof. W. Pöldinger (1968) beschrieben wurde.

Suizidale Ursachen und Entwicklung

Phase der Erwägung:

In dieser Phase liegt der Fokus auf den Suizidgedanken der Betroffenen. Es wird der Suizid als Problemlösungsstrategie herangezogen. Pflegende sollten immer auf Äußerungen, wie „Das Leben hat keinen Sinn mehr!“, „Warum bin ich den immer noch hier?“, „Ich wäre lieber tot!“, „Warum muss ich denn das Ganze mitmachen, es ist doch schon lange Zeit für mich zu gehen!“ achten, da sich hinter diesen Aussagen ernsthafte Suizidgedanken verbergen können (Grunst & Sure, 2006). Die Betroffenen kapseln sich von der Umwelt ab und haben eine ohnmächtige Wut in sich. Die Menschen können sich der aufgestauten Aggressionen nicht entledigen, es liegt eine sogenannte Aggressionshemmung vor.

Phase der Abwägung (Ambivalenz):

In dieser Phase liegt der Fokus auf den Suizidimpulsen. Die Betroffenen schwanken zwischen Selbsterhalt und Selbstzerstörung, sie sind sich unsicher und hin- und hergerissen zwischen leben und sterben wollen. Dadurch kommt es zu Hilferufen durch Suizidankündigungen wie Drohungen, Voraussagen, Andeutungen.

Jede Ankündigung muss im interdisziplinären Team besprochen werden (Hausmann, 2019; Grunst & Surc, 2006). Suizidgedanken sollen von den Betroffenen geäußert werden dürfen, da sie der wichtigste Hinweis auf eine Suizidgefährdung sind. Prävention bedeutet hier, dass Suizidhinweise als solche erkannt werden müssen. Den Betroffenen muss geholfen werden, suizidale Gedanken auch auszusprechen. Dies ist eine prophylaktische Aktivität, da das Gespräch entlastet und eine suizidale Einengung verhindert. Steht das Gefühl im Raum, dass die Betroffenen an Suizid denken, sollte von den betreuenden Personen immer danach gefragt werden. Suizidäußerungen geben den Betreuenden die Chance zu helfen (Sonneck et al., 2016).

Merke: Sprechen Sie mit den Betroffenen über eventuelle Suizidfantasien, wenn Sie dementsprechende Vermutungen haben bzw. Anzeichen bemerken.

Phase des Entschlusses:

In dieser Phase liegt der Fokus auf der Suizidhandlung. Die Betroffenen entscheiden sich für diese oder das Weiterleben. Den Pflegenden fällt meist auf, dass sich die Stimmung beruhigt hat und nicht mehr über Selbstmord gesprochen wird („Ruhe vor dem Sturm"). Pflegende können dies fälschlich als Besserung deuten. In den resignativen Phasen muss sofort eine Ärztin/ein Arzt verständigt werden, denn eine kurzzeitige gute und fröhliche Stimmung – die sogenannte *präsuizidale Aufhellung* – nach Suizidandrohungen deutet auf den letzten Entschluss zum Suizid hin. In dieser Situation ist es essenziell, die Betroffenen zu fragen, was sich verändert hat und weshalb die Gedanken an den Suizid verschwunden sind. Pflegefachkräfte sollten ein Gespräch über die derzeitigen Gefühle anbieten. Der Mitteilungsbereitschaft der Betroffenen muss in dieser Phase sehr sensibel begegnet werden (Grunst & Sure, 2006).

Indirekte Suizidhinweise können verschleierte verbale Äußerungen sein, z. B. „Ich kann nicht mehr!", „Alles ist verloren!", „Die werden sich noch wundern!" oder aber auch vorbereitende Handlungen, wie Verschenken oder Regeln wichtiger persönlicher Dinge, sich intensiv von Nahestehenden verabschieden, das Sammeln von Tabletten oder Anschaffung anderer Hilfsmittel, Veränderung der spirituellen Einstellung, Bagatellisieren lebensbedrohlicher Aktivitäten oder riskantes Verhalten, Rückzug von vertrauten Personen, Klärung langjähriger Konflikte, Verweigerung der Aufnahme von Essen und Trinken, Vernachlässigung des Äußeren oder Verfassen des Testaments (Stein, 2009).

Das präsuizidale Syndrom

Typischerweise gehen einer Suizidhandlung drei charakteristische Stadien voraus. Ringel (1953) nahm an, durch das Wissen um die Elemente des präsuizidalen Syndroms eine suizidale Gefährdung frühzeitig erkennen zu können (**Abb. 3-6**). Die meisten suizidalen Menschen weisen mehr oder minder ausgeprägte Merkmale des präsuizidalen Syndroms auf, allerdings können sich auch bei Menschen in Ausnahmesituationen oder psychischen Krisen ohne Suizidgedanken diese Symptome zeigen (Wedler, 2018).

Merke: Berichten Menschen konkret und detailreich von einer möglichen Suizidhandlung und Selbstmordplänen (genaue Art und Durchführung), dann besteht eine hohe Suizidgefahr!

Haben Pflegende den Eindruck, ihr Gegenüber könnte sich das Leben nehmen wollen, dann sollten diese

- umgehend die/den Dienstärztin/Dienstarzt verständigen
- die Betroffenen einfühlsam darauf ansprechen
- die Beobachtungen dokumentieren (Hausmann, 2014).

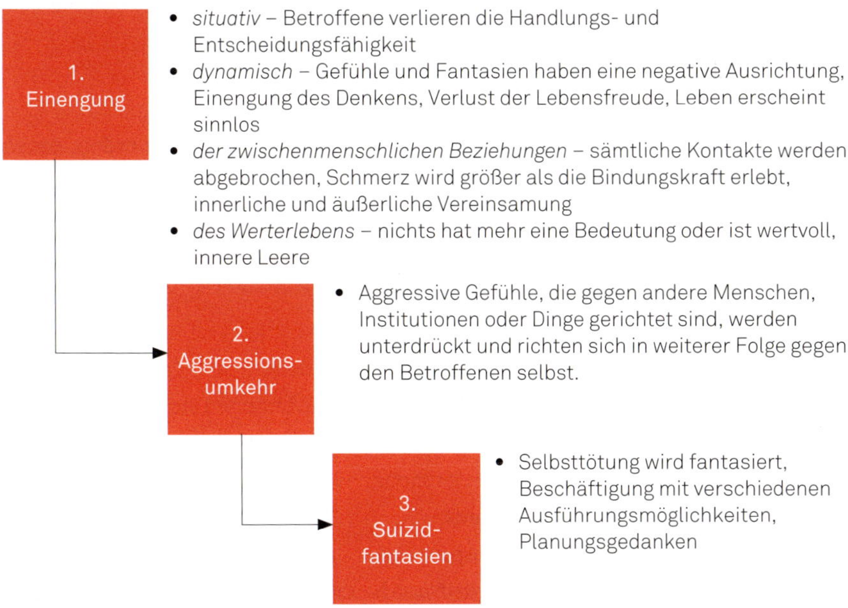

Abbildung 3-6: Präsuizidales Syndrom nach Ringel (1953) (Quelle: Eigendarstellung)

Gespräche mit suizidalen Menschen

Gespräche über Suizidgedanken entlasten die Krisenbetroffenen und geben ihnen das Gefühl, ernst genommen zu werden. Es befreit aus der gedanklichen Isolation und schenkt die Möglichkeit, Gefühle und Gedanken mitteilen zu können. Suizidgefährdete sollen von den Pflegefachkräften so angenommen werden, wie sie sind, und die Suizidalität sollte als Hilfeschrei eines Menschen in einer bestimmten Notsituation akzeptiert werden. Die Betroffenen müssen dazu angeregt werden, über ihre Gefühle und Wünsche zu sprechen. Pflegende müssen aktiv Kontakt zu den Betroffenen herstellen und dann verlässlich und dauerhaft den Kontakt halten (Bezugspflege). Durch Gespräche kann das verminderte Selbstwertgefühl gestärkt und unterstützt werden, dadurch können die Suizidgefährdeten wieder ihre eigenen Fähigkeiten und Möglichkeiten wahrnehmen.

Merke: Suizidale Menschen wollen nicht zwingend sterben, sondern nur nicht mehr wie bisher weiterleben.

Pöldinger hat einen Fragenkatalog entworfen, um Anhaltspunkte für eine Suizideinschätzung zu ermöglichen. Die Fragen müssen vorsichtig in ein Gespräch eingebunden werden und dürfen keinesfalls hintereinander gestellt werden, ansonsten kann dies eine Auskunftsverweigerung nach sich ziehen (Grunst & Sure, 2006).

Fragenkatalog nach Pöldinger

Je mehr Fragen im Sinne der angegebenen Antwort beantwortet werden, umso höher ist das Suizidrisiko.

Ja-Fragen:

1. Denken Sie daran, sich das Leben zu nehmen?
2. Häufig?
3. Denken Sie daran, oder müssen Sie daran denken? Drängen sich die Gedanken auf?
4. Haben Sie konkrete Ideen, wie Sie es machen wollen?
5. Haben Sie Vorbereitungen getroffen?
6. Haben Sie mit anderen darüber gesprochen?
7. Haben Sie schon einmal einen Selbstmordversuch [Selbsttötungsversuch] unternommen?

8. Hat sich in Ihrem Bekanntenkreis oder Ihrer Familie jemand das Leben genommen?
9. Halten Sie Ihre Situation für aussichtslos?
10. Fällt es Ihnen schwer, an etwas anderes als Ihre Probleme zu denken?
11. Haben Sie in letzter Zeit weniger Kontakte zu Ihnen nahestehenden Menschen?

Nein-Fragen:

12. Haben Sie Interesse daran, was in Ihrem Beruf oder Ihrer Umgebung passiert?
13. Haben Sie jemanden, dem Sie sich anvertrauen können?
14. Wohnen Sie mit Angehörigen oder Bekannten zusammen?
15. Fühlen Sie sich unter starken Verpflichtungen stehend?
16. Fühlen Sie sich einer religiösen oder spirituellen Gemeinschaft zugehörig?

Anzahl der entsprechend beantworteten Fragen __________ Endzahl maximal 16

Im Rahmen eines Vier-Augen-Gesprächs sollten sich die Pflegefachkräfte an die Betroffenen herantasten. Je konkreter die Antworten, desto mehr kann sich die Pflegefachkraft auf das Gesagte verlassen. Um eine Absprachefähigkeit und Verbindlichkeit zu testen, sollte das Gespräch mit einer Abmachung enden: „Können Sie mir versprechen, dass Sie zu mir kommen, wenn Suizidgedanken Sie quälen und dass Sie bis dahin keinen Suizidversuch unternehmen?“ Dadurch übertragen die Pflegenden den Betroffenen die Verantwortung für ihr Handeln und bieten gleichzeitig ihre Hilfe an (*Anti-Suizid-Vertrag*). Je nachdem, wie die Antworten der Betroffenen von den Verantwortlichen eingeschätzt werden, müssen Sicherheitsmaßnahmen ergriffen werden (Grunst & Sure, 2006; Hülshoff, 2017).

Besteht die Möglichkeit, dass ein unmittelbarer Suizidversuch bevorsteht, muss
1. Kontakt hergestellt und die Person mit Namen angesprochen werden.
2. die Beziehung gehalten und die Person keinesfalls alleingelassen werden.
3. die/der Dienstärztin/Dienstarzt verständigt werden.

Die Wünsche von Betroffenen, die Suizidpläne nicht an Kolleginnen/Kollegen weiterzugeben, dürfen nicht berücksichtigt werden.

Folgende Kommunikationsfehler im Umgang mit Suizidgefährdeten müssen vermieden werden:

- Vorschnelles Trösten („Das wird schon wieder! Sie haben ja noch zwei andere Kinder!“)

- Ermahnungen („Reißen Sie sich zusammen! Anderen geht es noch viel schlechter!")
- Verallgemeinerungen („Warum machen Sie nicht einfach ...!")
- Belehrungen und Ratschläge („Also generell gilt ...!")
- Herunterspielen des Problems („Sie sehen das viel zu schwarz, so schlimm ist das nicht!")
- Beurteilen und Kommentieren („Das ist doch völlig falsch!")
- Nachforschen, Ausfragen und Analysieren („Wenn Sie in der Situation anders entschieden hätten, wäre es erst gar nicht so weit gekommen!")
- Vorschnelle Aktivitäten („Das haben wir gleich, jetzt machen Sie mal ...!") (Hausmann, 2019).

Merke: Eine Entlastung der Suizidfantasien und die Einstufung der Gefährdung ist nur durch eine offene Kommunikation mit den Betroffenen möglich.

Pflegende müssen sehr achtsam sein, um eine suizidale Krise zu erkennen. Dies setzt einen intensiven Beziehungsaufbau, Einfühlungsvermögen und pflegetherapeutische Gespräche mit den Betroffenen voraus, um sich ein Bild über die aktuelle Phase der psychosozialen Krise machen zu können. Unter anderem ist auch Mut gefragt, denn es kostet einiges an Überwindung, um mit Krisenbetroffenen das Tabuthema Suizid zu erörtern. Aber nur durch das direkte Gespräch kann präventiv gegen Suizidhandlungen vorgegangen werden.

Zusammengefasst

- Die suizidale Krise entsteht aus der Zuspitzung oder gefühlten Ausweglosigkeit psychosozialer Krisen.
- Aufeinanderfolgende Krisen, sogenannte aufgestockte Krisen, führen häufig in die suizidale Krise.
- Vielfach sind Suizidhandlungen Kurzschlussreaktionen im Rahmen von Lebenskrisen, die Zeitspanne bis zur Ausführung beträgt oft nur wenige Stunden.
- Eine suizidale Krise entwickelt sich über die Erwägungsphase, Abwägungsphase und Entschlussphase.
- Verschleierte verbale Andeutungen können indirekte Suizidhinweise sein („Ich kann nicht mehr!").
- Suizidfantasien bzw. -pläne müssen immer angesprochen werden.

- Das Suizidrisiko kann durch den Fragenkatalog nach W. Pöldinger eingeschätzt werden.
- Bei Suizidverdacht dürfen Pflegende die Betroffenen keinesfalls alleinlassen. Unter anderem muss das interdisziplinäre Team eingebunden und eine Ärztin/ein Arzt verständigt werden.

Nachgefragt

Welche Aussage ist hier falsch?

- Menschen in suizidalen Krisen profitieren von gut gemeinten Ratschlägen der Pflegenden.
- Eine fröhliche Stimmungslage in der Entschlussphase wird als präsuizidale Aufhellung bezeichnet.
- In der Abwägungsphase sind die Betroffenen zwischen Leben und Tod hin- und hergerissen.
- In der Erwägungsphase wird der Suizid als Lösungsstrategie herangezogen.

4 Pflegerische Krisenintervention

Die meisten Krisen im Laufe eines Lebens werden ohne professionelle Begleitung und Unterstützung bewältigt. Reichen die Bewältigungsstrategien und das Hilfsangebot der Nahestehenden sowie die personalen und sozialen Ressourcen nicht aus, sollte eine professionelle interdisziplinäre Krisenintervention zur Verfügung stehen, um das hohe Gefahrenpotential einer psychosozialen Krise zu umgehen (Stein, 2009; **Kap. 3.3**).

Die Pflegefachkräfte sollen sich durch die fortwährende Interaktion und intensive Beziehung zu den Betroffenen aktiv in die Krisenbegleitung einbinden. Hilfestellung und die psychische Unterstützung der Patientinnen und Patienten in psychischen Notsituationen sind als pflegerische Hauptaufgabe und Qualifikation anzusehen und werden als selbstverständlicher Bestandteil in den Pflegeprozess aufgenommen.

In den folgenden Kapiteln werden die wichtigsten Grundprinzipien und Ziele der Krisenintervention dargestellt, die Vorteile der Arbeit im interdisziplinären Team beleuchtet und das BELLA-Konzept als mögliche ressourcenorientierte Handlungsstruktur vorgestellt. Das theoretische Wissen unterstützt die Pflegefachkräfte bei Kriseninterventionen und vermittelt ihnen Sicherheit, damit die Krisenbetroffenen möglichst gestärkt aus der Krise hervorgehen können.

4.1 Begriffsklärung

> „Unter Krisenintervention versteht man eine Form von Hilfe, die gezielt und methodisch am Krisenprozess ansetzt und bemüht ist, eine Zuspitzung der Krise bis hin zum Zusammenbruch zu verhindern und mit den Betroffenen zusammen erste Schritte zur Lösung der mit der Krisensituation verbundenen Problematik zu

> erarbeiten. Damit ist Krisenintervention neben Beratung und Therapie ein eigenständiges, gezieltes, konzeptionelles und mit speziellen Methoden ausgestattetes Vorgehen, das wegen der meist vielfältigen Problemsituation berufsgruppen- und methodenübergreifend ist" (Hülshoff, 2017, S. 67).

Für eine erfolgreiche Krisenintervention wird eine tragfähige und stabile Beziehung zu den Krisenbetroffenen vorausgesetzt (**Kap. 5.2**). Dies kann ein Dilemma schaffen, da eine zu intensive Nähe zwischen Pflegefachkraft und Betroffenen Abhängigkeiten erzeugen kann. Die Abhängigkeiten müssen auf das Notwendigste beschränkt bleiben, da die Krisenintervention zeitlich begrenzt ist und im Mittelpunkt die Hilfe zur Selbsthilfe steht. Wichtig ist, dass eine Krisenintervention keine Psychotherapie darstellt und keine früheren Erlebnisse oder verwurzelten Verhaltensmuster aufarbeitet, z. B. Alkoholsucht. Krisenintervention ist eine berufsgruppenübergreifende und integrative Methode, die idealerweise vom multiprofessionellen Team getragen wird (Stein, 2009; Hausmann, 2014).

Die Krisenintervention im multiprofessionellen Team verfolgt laut Jacobsen (1980) und Jacobsen, Stricker und Marley (1968) unterschiedliche Ansätze, die in zwei Hauptkategorien aufgeteilt werden, den *generellen* und den *individuellen* Ansatz, wobei beide Ansätze einander ergänzen. Die Grundannahme des generellen Ansatzes stützt sich darauf, dass die meisten Krisen bestimmte Verhaltensmuster kollektiv aufweisen. Aus diesem Grund bezieht sich der generelle Ansatz auf die Verläufe bestimmter Krisentypen (traumatische Krise und Lebensveränderungskrise) und nicht auf die Psychodynamik des Einzelfalls (individueller Ansatz) (Jacobsen et al., 1968, zitiert nach Aguilera, 2000).

Der **generelle Ansatz** der Krisenintervention beinhaltet:

- direkte Ermutigung zu adaptiven Verhalten, allgemeinen Rückhalt, Einbeziehen des sozialen Umfelds, antizipatorische Lenkung
- Betreuung spezieller Ereignisse (traumatische Krisen und Lebensveränderungskrisen)
- Intervention zur Auflösung dieser psychosozialen Krisen
- Durchführung und Intervention durch Gesundheitsberufe (keine Psychotherapeut*Innen/Psychiater*Innen)

(Jacobsen, 1980, zitiert nach Aguilera, 2000).

Die Krisenbegleitung zielt auf eine adaptive Auflösung der psychosozialen Krise ab. Der generelle Ansatz ist eine Interventionsform, die von Ärztinnen/Ärzten, Pflegefachkräften, Sozialarbeiterinnen/Sozialarbeitern ohne psychotherapeutische Ausbildung praktiziert werden kann. Es wurden spezifische Interventionen entwickelt, die von den genannten Berufsgruppen effektiv eingesetzt werden können, ohne den individuellen Unterschieden zwischen den Betroffenen eine wesentliche Bedeutung beizumessen. Besondere Kenntnisse über intrapsychische und interpersonale Prozesse, die in einer psychotherapeutischen Ausbildung vermittelt werden, sind nur für den *individuellen* Ansatz notwendig. Aus diesem Grund wird dieser nicht ausführlicher erläutert (Jacobsen, 1980, zitiert nach Aguilera, 2000).

Zusammengefasst

- Krisenintervention soll unterstützend bei der Bewältigung von Krisen helfen und einen Zusammenbruch der Betroffenen verhindern.
- Krisenintervention ist ein berufsgruppen- und methodenübergreifender Prozess.
- Krisenbegleitung unterscheidet den generellen und den individuellen Ansatz.
- Für den individuellen Ansatz sind psychotherapeutische Kenntnisse erforderlich.
- Die pflegerische Krisenintervention verfolgt den generellen Ansatz.

Nachgefragt

Welche Ziele verfolgt der generelle Ansatz der Krisenintervention?

- Ermutigen zu adaptiven Verhalten
- Einbeziehen des sozialen Umfeldes
- Alle Interventionen zur Auflösung einer Krise
- Psychotherapeutische Aufarbeitung des Geschehens.

4.2 Indikation zur Krisenintervention

Die generelle Krisenintervention kann hocheffizient sein und bei den Betroffenen Veränderungsprozesse in Gang setzen. Die Wirksamkeit dieser Methode ist allerdings nur in den akuten Phasen psychosozialer Krisen oder nach akuten Traumatisierungen sinnvoll. Bei chronischer Suizidalität, Verschlechterung psychischer oder psychiatrischer Störungen kann maximal eine kurzfristige Stabilisierung erzielt werden, hier ist psychotherapeutische oder psychiatrische Hilfestellung nötig (Stein, 2009). Die Pflegenden müssen dafür Sorge tragen, dass bei psychiatrischen Notfällen andere Interventionsschwerpunkte gesetzt werden (**Kap. 1.2**).

Lebensveränderungskrise	Traumatische Krise oder Verlustkrise	Akute Traumatisierung
• Überforderungssituationen durch Belastungen des üblichen Lebensverlaufs, oft an Übergängen von einer in die nächste Lebensphase. Generell dann, wenn gewohnte Abläufe eine Neuanpassung erfordern. • Beispiel: Einzug ins Seniorenwohnheim, Geburt eines Kindes, Menopause, Schuleintritt, Hochzeit usw.	• Diese entstehen aufgrund plötzlich auftretender Ereignisse, deren Schmerz allgemein anerkannt ist und die jeden Menschen jederzeit treffen können. Meist mit einem irreversiblen Verlust verbunden. • Beispiel: unerwarteter Tod eines Nahestehenden, Ausbruch einer lebensbedrohlichen Erkrankung, bleibende Schädigung nach einem Unfall usw.	• Schwere physische und psychische Belastungen, die außerhalb üblicher Erfahrungen liegen. Sie bedrohen das Leben und die körperliche Unversehrtheit des Menschen, deswegen überfordern sie die normale Anpassungsstrategie. Die Erfahrungen bringen extreme Angst, Kontrollverlust und Hilflosigkeit mit sich. • Beispiele: Vergewaltigung, Gewalthandlungen, Amoklauf, Flugzeugabsturz, Umweltkatastrophen, Zugunglück usw.

Abbildung 4-1: Indikationen zur Krisenintervention (Quelle: Eigendarstellung, modifiziert nach Stein, 2009)

Demnach ist eine adäquate Indikationsstellung Voraussetzung für eine kompetente und erfolgreiche pflegerische bzw. multiprofessionelle Krisenbegleitung. Entsprechend den gerade angesprochenen Indikationen lassen sich diese in einer Übersicht zusammenfassen (**Abb. 4-1**).

Wird die Indikation zur Krisenintervention erkannt, gibt es in der Krisenbegleitung grundsätzlich einzuhaltende Prinzipien. Hierbei ist es für die Pflegefachkräfte essenziell, das theoretische Hintergrundwissen zu nutzen, um phasen- und krisenspezifisch vorgehen zu können.

Zusammengefasst

- Die Wirksamkeit der Krisenintervention ist in den akuten Phasen psychosozialer Krisen sinnvoll.
- Überforderungssituationen durch Belastungen des üblichen Lebensverlaufs können eine Indikation zur Krisenbegleitung sein.
- Bei Traumatisierungen, wenn das Leben oder die körperliche Unversehrtheit des Menschen bedroht wird, ist die Indikation zur Krisenintervention gegeben.

Nachgefragt

Welche Aussage ist richtig?

- Bei chronischer Suizidalität ist eine andauernde Krisenbegleitung durch Pflegefachkräfte notwendig.
- Die Indikation zur Krisenintervention ist vor allem bei chronischen Krisenverläufen zu stellen und in diesen Fällen außerordentlich wirkungsvoll.
- Bei psychischen oder psychiatrischen Störungen ist psychotherapeutische oder psychiatrische Hilfe einzuleiten.

4.3 Prinzipien der Krisenintervention

Krisen verlaufen innerhalb eines Lebens und bei jedem Menschen sehr individuell, ebenso vielfältig sind die persönlichen Bewältigungsstrategien. Demzufolge ist es unerlässlich, die aktuellen Lebensumstände, die Persönlichkeit, die Erfahrungen und die subjektive Bewertung der momentanen Situation (**Kap. 1.5**) der Krisenbetroffenen zu beleuchten.

Um eine zielgerichtete und kompetente Begleitung zu gewährleisten, muss sich die Pflegefachkraft im Rahmen einer Anamnese mit den oben genannten Punkten auseinandersetzen. Anschließend werden Pflegemaßnahmen wie Hilfsangebote, Krisengespräche, Beratungen, angepasst oder modifiziert. Angesichts der Komplexität der Materie ist es sinnvoll, eine gewisse Struktur im Rahmen der Krisenintervention einzuhalten, dies gilt besonders für Ungeübte und wenig Erfahrene. Für die Pflegefachkräfte bedeutet dies, sich auf jede Patientin und jeden Patienten individuell einzustellen. Trotz einer patientenzentrierten Vorgehensweise muss der Rahmen der Versorgung mit einem gemeinsam erarbeiteten Pflegestandard erfolgen. Eine kompetente Unterstützung könnte infolgedessen strukturiert, ressourcenorientiert, gezielt und im richtigen Ausmaß (keine Über- bzw. Unterversorgung!) mit Einbeziehung des sozialen Umfelds erfolgen. Hierbei ist zum Pflegestandard eine einheitliche und ausführliche Dokumentation aller Beteiligten unumgänglich, um eine qualitativ hochwertige Versorgung und Unterstützung zu leisten.

Mittlerweile gibt es von zahlreichen Autoren Konzepte, die die Prinzipien der Krisenintervention darstellen. Allerdings sind diese für andere Berufsgruppen ausgearbeitet und für die pflegerische Krisenbegleitung ungeeignet, da sie einen therapeutischen Ansatz verfolgen. Einen möglichen Kompromiss bilden die unten aufgeführten Grundsätze, die sich für die Arbeit im multiprofessionellen Team bewährt haben.

Folgende *Grundprinzipien* (Stein, 2009) können bei der Erstellung eines Pflegestandards verwendet werden und als Checkliste für Pflegende dienen:
- rascher Beginn
- Flexibilität
- richtige Indikationsstellung
- haltende Zuwendung
- grundsätzliche Zuversicht
- Verständnis für die subjektive Bedeutung der Krise
- Verschwiegenheit
- Fokus: aktuelle Problemlage
- aktiver und strukturierender Interventionsstil
- Förderung der Selbsthilfemöglichkeiten
- Lösungs- und Ressourcenorientierung
- zeitliche Begrenzung
- Einbeziehung der Umwelt
- Methodenflexibilität
- interdisziplinäre Zusammenarbeit.

Zusammengefasst

- Bei jedem Menschen verlaufen die Krisen sehr individuell, ebenso vielfältig sind die persönlichen Bewältigungsstrategien.
- Um eine professionelle Krisenintervention gewährleisten zu können, brauchen Pflegende Informationen zu Lebensumständen, Persönlichkeit, Erfahrungen und die subjektive Bewertung der Betroffenen.
- Eine kompetente Krisenbegleitung bedeutet weder Unter- noch Überversorgung der Betroffenen.
- Ein Pflegestandard bildet einen Rahmen bzw. eine Struktur, der/die besonders ungeübten Pflegenden Sicherheit in der Krisenbegleitung vermittelt.

Nachgefragt

Was sind Grundprinzipien der Krisenintervention?

- Lösungs- und Ressourcenorientierung
- Ohne zeitliche Begrenzung
- Methodenflexibilität
- Interdisziplinäre Zusammenarbeit

4.4 Ziele der Krisenintervention

> „Die Krisenintervention sieht sich von jeher als Hilfe zur Selbsthilfe (**Abb. 4-2**). Sie hat zum Ziel, den Betroffenen darin zu unterstützen, sich in einer Krise zu akzeptieren und zu Lösungen und Bewältigungsmöglichkeiten zu kommen“ (Schmidt 2010, S. 282).

Eine Erweiterung dieser Zielsetzung weist als vordringliches Ziel jeder Krisenintervention auf die möglichst rasche Wiederherstellung von Sicherheit und Stabilität hin. Der Mittelpunkt soll die Stärkung protektiver Faktoren und die Aktivierung aller vorhandenen Ressourcen bilden.

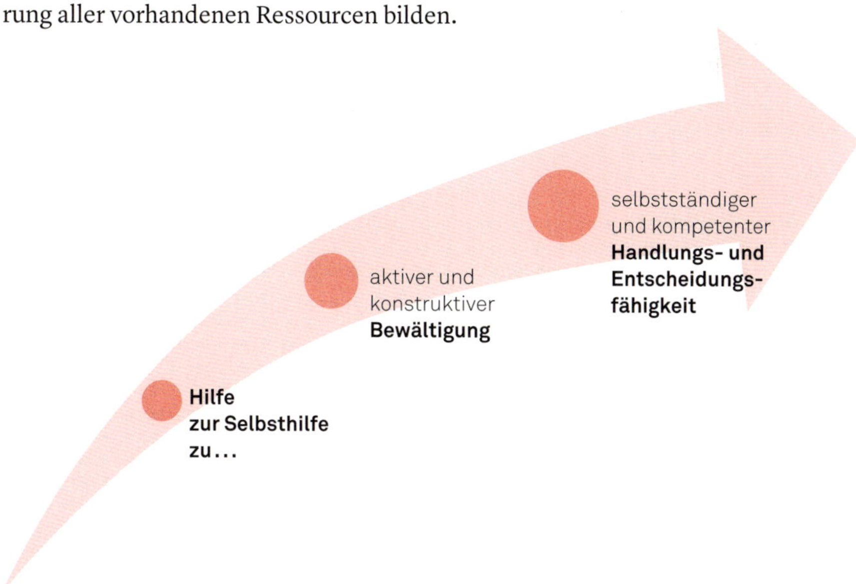

Abbildung 4-2: Hilfe zur Selbsthilfe (Quelle: Eigendarstellung, modifiziert nach Sonneck et al., 2016)

Übergeordnete Ziele sind wichtig, um den abstrakten Charakter in eine mögliche praktische Umsetzung zu verwandeln und den Pflegefachkräften Ansatzpunkte für die Pflegeplanung und pflegerische Bearbeitung zu liefern. Sie bieten Haltegriffe für die die praktische Tätigkeit.

Übergeordnete Ziele der Krisenintervention:

- *körperlich:* Überleben der Betroffenen sichern, ihre Gesundheit erhalten bzw. für die Wiederherstellung sorgen
- *emotional:* psychische Entlastung, Aufforderung Gefühle auszudrücken
- *gedanklich:* Ereignisse, ihre Ursachen und Folgen verstehen und einordnen können
- *verhaltensbezogen:* Verhalten und Beziehungen an die veränderte Situation anpassen
- *sozial:* die sozialen Systeme (Familie, Schule, Arbeitsplatz) wieder funktionsfähig machen (Hausmann, 2019).

Für die Pflegefachkraft sind diese Ziele im Krisengeschehen eine sehr gute strukturierte Vorgabe, da die persönliche emotionale Betroffenheit im Patientengespräch die sachliche Vorgehensweise beeinträchtigen kann. Das Erreichen der angestrebten Ziele kann im Entlassungsgespräch systematisch mit einer durchdachten Fragestellung evaluiert werden. Stellt die Pflegefachkraft noch Defizite zur Erreichung der Ziele fest, werden diese noch gemeinsam angesprochen bzw. bearbeitet.

Zusammengefasst

- Das Ziel der Krisenintervention ist es, Menschen zu unterstützen, sich in der Krise zu akzeptieren bzw. Bewältigungsmöglichkeiten zu erkennen und anzunehmen.
- Krisenbegleitung ist Hilfe zur Selbsthilfe.
- Die rasche Wiederherstellung von Sicherheit und Stabilität hilft den Betroffenen aus der Krise.

Nachgefragt

Welche Bereiche betreffen die übergeordneten Ziele der Krisenintervention?

- körperlich
- emotional
- verhaltensbezogen
- materiell

4.5 Interdisziplinäre Kooperation

Das Erreichen der im vorherigen Kapitel genannten Ziele gelingt nur mit interdisziplinärer Zusammenarbeit. Die Rolle der Pflegefachkräfte ist in ein multiprofessionelles Vorgehen eingebettet, das von allen Beteiligten strukturierte und kooperative Teamarbeit verlangt.

Die **Abbildung 4-3** zeigt die Ebenen der psychosozialen Unterstützung in der Bearbeitung eines Krisengeschehens. Die einfache soziale Unterstützung der **Ebene 1** ist das menschliche „Da-Sein", dies bedeutet bei den Betroffenen bleiben, ihnen zuhören, neben ihnen sitzen, Decke besorgen usw. (**Kap. 5.1**). Diese einfachste und allgemeine Form der Unterstützung kann von jedem Menschen

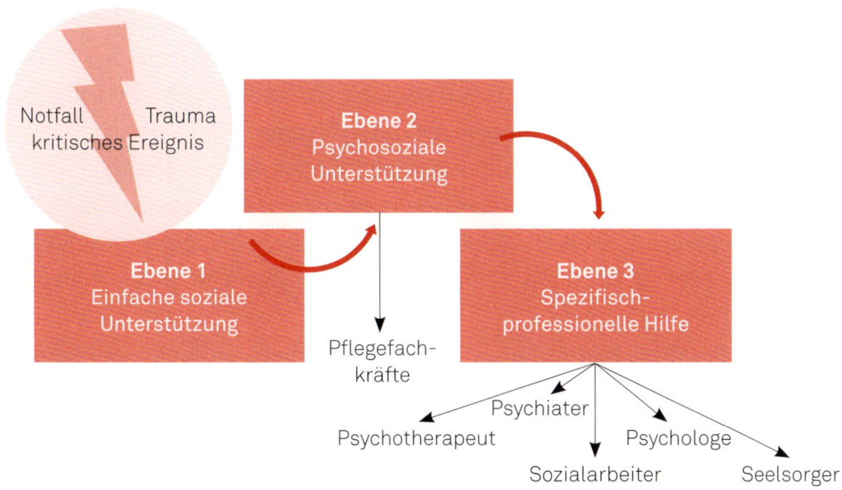

Abbildung 4-3: Ebenen der Unterstützung (Quelle: Eigendarstellung, modifiziert nach Hausmann, 2019)

geleistet werden. Die psychosoziale Betreuung der **Ebene 2** erfolgt durch speziell geschulte und erfahrene Personen, die über die nötige Erfahrung verfügen (Ärzt*Innen, Pflegefachkräfte, Psycholog*Innen, Lehrer*Innen usw.). Diese Gespräche sollen Sicherheit und Orientierung vermitteln. Dies wird erreicht, indem die Helfer und Helferinnen sich Zeit nehmen, zuhören, behutsam nachfragen, Netzwerke aktivieren, auf psychische Störungen achten, Ressourcen benennen, Probleme eruieren usw. (**Kap. 3.1.2, Kap. 5.5**). Diese beiden Ebenen bilden die Basis des generellen Ansatzes der Krisenintervention (**Kap. 4.1**). Auf der **Ebene 3** differenzieren sich die Tätigkeiten der Berufsgruppen je nach Schweregrad und Besonderheit der psychosozialen Krise, die Krisenintervention geht jetzt bei Fortbestehen in den individuellen Ansatz über (**Kap. 4.1**). Zusammenfassend lässt sich sagen: „*Je näher beim Ereignis, desto ähnlicher sind die Tätigkeiten und Interventionen der Helfer. Mit zunehmender zeitlicher Distanz zum Ereignis differenzieren sich die verschiedenen Professionen zunehmend. Pflegefachkräfte können einfache soziale Unterstützung und psychosoziale Unterstützung leisten (Stufe 1 und 2). In manchen Fällen ist weitere spezifische Hilfe notwendig. Diese kann durch Pflegefachkräfte eingeleitet und vermittelt werden*“ (Hausmann 2019, S. 215).

Merke: Je größer die zeitliche Distanz zum Krisenereignis, umso berufs- bzw. professionsspezifischer muss das Hilfsangebot werden.

Multiprofessionelle Teamarbeit bringt in der Krisenintervention den größtmöglichen Nutzen für die Betroffenen und Helfenden mit sich, da spezifisches Wissen und Fertigkeiten der einzelnen Berufsgruppen zur Verfügung stehen und das Team darüber hinaus auch für emotionale Unterstützung sorgt.

Grundlage einer interdisziplinären Kooperation ist ein gemeinsames Handlungsraster, an dem sich alle Berufsgruppen orientieren. Auch wenn jede Berufsgruppe nach ihrem eigenen spezifischen Modell interveniert, muss dies mit den vereinbarten bzw. erarbeiteten Grundsätzen kompatibel sein (Wolf, Bödecker, Celenk & Berger, 2004).

Mittlerweile gibt es zahlreiche Konzepte, die die Prinzipien der Krisenintervention proklamieren. Die meisten Modelle sind auf eine psychotherapeutische Intervention ausgelegt und für die pflegerische Krisenbegleitung ungeeignet, da diese einen therapeutischen Ansatz verfolgen. Einen möglichen Kompromiss bilden die allgemeingültigen Grundsätze (**Abb. 4-4**). Sie erleichtern die gemeinsame Arbeit im multiprofessionellen Team.

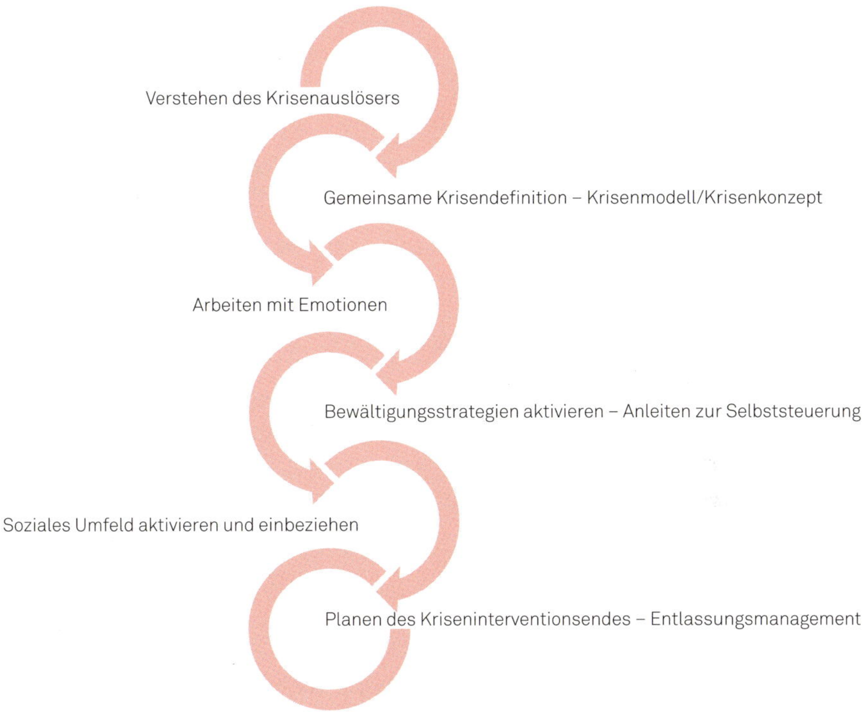

Abbildung 4-4: Grundsätze der Krisenintervention (Quelle: Wolf, Bödecker, Celent & Berger, 2004, in: Riecher-Rössler, Berger, Yilmaz & Stieglitz, 2004)

Als theoretischer Rahmen für die pflegerische Intervention eignet sich z. B. die Pflegetheorie von Hildegard Peplau: Die Beziehung und Interaktion zwischen den Betroffenen und der Pflegekraft werden dort in den Mittelpunkt gestellt (Wolf et al., 2004; Eberle, Eckerfeld, Förster, Konnegen, Rohrer & Darnia, o. J.).

Zur Betreuung von Menschen in Krisen setzt sich ein Team aus unterschiedlichen Berufsgruppen zusammen. Die hierarchischen Strukturen und Verantwortungsbereiche innerhalb der Berufsgruppe und im interdisziplinären Bereich sollten klar geregelt sein. Es ist von enormer Wichtigkeit für die optimale Funktionalität und Transparenz des Systems, eine Stellen- und Aufgabenbeschreibung zu verfassen sowie die gegenseitigen fachspezifischen Fertigkeiten zu kennen. Für den klinischen inhaltlichen Bereich ist die ärztliche Leitung zuständig, die pflegerische Leitung steuert die spezifisch pflegerischen Aufgaben und die strukturellen Anliegen. Die Hierarchien und Verantwortungsbereiche müssen allen Teammitgliedern bewusst sein und von diesen akzeptiert werden (Wolf et al., 2004). Eine interdisziplinäre Zusammenarbeit kann nur durch einen ausgezeichneten Informationsfluss funktionieren, dieser wird über die gemeinsame Anamnese, Visite und das Übergabegespräch sichergestellt.

Zusammengefasst

- Multiprofessionelles Vorgehen in einer Krisenintervention erfordert strukturierte und kooperative Teamarbeit aller Beteiligten.
- Die Ebenen eins und zwei der Krisenbegleitung können von Pflegfachkräften geleistet werden.
- Die Ebene drei erfordert die Hilfe von spezifisch professionellen Berufsgruppen.
- Als Grundsätze der interdisziplinären Krisenintervention gelten: Das Verstehen des Krisenanlasses, ein gemeinsames Krisenkonzept, die Arbeit mit Gefühlen, Bewältigungsstrategien aktivieren, Umwelt einbeziehen und das gemeinsame Planen des Interventionsendes.

Nachgefragt

Welche Aussage ist falsch?

- Es sollte bei der Krisenbegleitung spezifische Verantwortungsbereiche und hierarchische Strukturen innerhalb der Berufsgruppe geben.
- Eine interdisziplinäre Zusammenarbeit kann nur durch einen ausgezeichneten Informationsfluss funktionieren.
- Die gegenseitige Kenntnis der fachspezifischen Fertigkeiten der unterschiedlichen Berufsgruppen ist optional.

4.5.1 Anamnese

Bei *traumatischen Krisen* soll das Erstgespräch (wie z. B. im Basler Modell) von der Stationsärztin/dem Stationsarzt und der Bezugspflegefachkraft gemeinsam auf der Station durchgeführt werden (Dauer nicht länger als 30 Minuten). Das *primäre Ziel* ist der Beziehungsaufbau (**Kap. 5.2**, **Kap. 5.3**) zur traumatisierten Person oder zum Menschen in einer traumatischen Krise. Die Betroffenen sollen sich sicher und verstanden fühlen (Eingehen auf das Informationsbedürfnis). Nach dem Beziehungsaufbau ist ein anschließendes Ziel die *Problemanalyse*. Hierbei wird ein gemeinsames Krisenverständnis erarbeitet, soziale und berufliche Hintergrundbedingungen abgeklärt und dadurch das Beziehungsnetz erfasst. Es werden Auswirkungen, Copingstrategien und Ressourcen angesprochen und eine Problemliste konzipiert. Bereits im Erstgespräch werden *Ziele formuliert* (wenn nötig Zwischenziele), die im Hinblick auf die Problembereiche und die Länge des Aufenthalts realistisch erscheinen. Das voraussichtliche Interventionsende muss zu diesem Zeitpunkt bereits berücksichtigt werden (Wolf et al., 2004).

Bei *Lebensveränderungskrisen*, z. B. dem Einzug eines alten Menschen, der sich zuhause nicht mehr selbstständig versorgen kann ins Seniorenwohnheim, sollte die Möglichkeit bestehen, auf das Assessment im Case-Management zurückzugreifen. Im Vordergrund steht hier die Erfassung der Bedürfnisse und Ressourcen der Bewohnerinnen und Bewohner. Unter anderem wird geklärt, wer die Bedürfnisse befriedigen kann. Die gesammelten Informationen werden analysiert und zugeteilt: Was kann die Bewohnerin/der Bewohner selbst? Was trägt das soziale Netzwerk bei? Was muss von institutioneller Hilfe geleistet werden? (van Riet & Wouters, 2002). Anschließend wird eine Planung von Hilfsmöglichkeiten erstellt auf Basis der gewonnenen Daten und Informationen, die durch die Pflegefachkraft erfasst wurden.

Grundlage des Assessments (Tewes, 2010):

- Analyse der Situation (Bedürfnisse/Ressourcen)
- erste Einschätzung (Hypothesenbildung)
- Besprechung der weiteren Vorgehensweise (Vertragsklärung).

Die Erhebung der Hintergrundinformationen der Person dient dazu, die Pflege individuell zu strukturieren und auf die Bedürfnisse der Betroffenen einzugehen.

4.5.2 Übergabegespräch

Das Übergabegespräche der Pflegefachkräfte findet vor Beginn jedes Dienstes statt. Pflegeübergaben sind kurz, strukturiert und haben den Zweck der Informationsübermittlung. Einmal täglich sollten vom gesamten Personal die nicht nur bei der Übergabe üblichen Berichte, sondern auch die unterschiedlichen Einschätzungen über die Betroffenen ausgetauscht werden.

Bei dieser Übergabe muss genug Zeit eingeräumt werden, um im Rahmen der Psychohygiene belastende Ereignisse zu besprechen (Wolf et al., 2004).

Die Qualität der Übergabe hängt von unterschiedlichen Faktoren ab, z. B. von der durchführenden Pflegefachkraft, der Zeit oder Störungen. Für eine höhere Qualität können bei der Übergabe Standardisierungen, wie beispielsweise Formulare helfen.

4.5.3 Visite

Die gemeinsame Visite ist die tägliche Interaktion zwischen Betroffenen und medizinischem/pflegerischem Personal. Informationen und Verlaufsbeobachtungen sollen vor dem Patientengespräch zwischen Pflege und Medizin ausgetauscht werden (**Tab. 4-1**), um diese während der Visite den Betroffenen erklären zu kön-

Tabelle 4-1: Ziele der multiprofessionellen Visite (Quelle: Eigendarstellung, modifiziert nach Wolf et al., 2004, in: Riecher-Rössler et al., 2004)

Phase	Ziele und gemeinsames Vorgehen während der multiprofessionellen Visite
Vorbesprechung	Ziele formulieren: • Zusammenfassen der aktuellen Informationen und des Vorwissens • Verhaltensbeobachtung • Visitenziel formulieren
Visite	Beziehung herstellen und aufbauen: • offene Fragen stellen • genaues Zuhören • keine Nebentätigkeiten (wie Telefonieren, Rufglocke, Getränk holen usw.) • Stützen und Realitätsbezug herstellen
	Erfassen von Befinden: • Bewusstsein für Veränderung • „Was hat sich verändert?“
	Emotionen zulassen: • empathisches Klima schaffen (sich Gefühlen und der Situation stellen, Taschentuch anbieten, keine langen Pausen) • auch negative Emotion zulassen
	Therapeutische Interventionen: • Suizidgedanken und Ängste abklären • direkte Vermittlung von Hilfen und Unterstützung • Informationsvermittlung und Beratung • erteilte Aufgaben gemeinsam besprechen
	Planung: • Zwischenziele planen • Vorgehen nach Entlassung immer einbeziehen
Nachbesprechung	Rückmeldung und Aufgabenteilung: • Beobachtungen austauschen • gegenseitiges Feedback zum Visitengespräch • Einleitung und Planung weiterer Maßnahmen

nen. Im Anschluss an die Visite sollte noch Zeit für eine gemeinsame Besprechung sein. Die Visite darf für die Betroffenen keine Überforderung darstellen, allerdings werden sie im Gespräch durch Fragetechniken aktiv einbezogen.

Nach der Visite müssen im Rahmen des Pflegeprozesses weitere Schritte geplant werden. Die interdisziplinäre Visite kann allerdings nur eine Ergänzung zur Pflegevisite darstellen.

Die interdisziplinäre Kooperation stellt für das Gelingen der Krisenintervention einen außerordentlich wichtigen Faktor dar. Anhand von Auszügen aus dem Basler Modell wurden einfache Anregungen geschaffen, die auf jeder Station einer Akutklinik umgesetzt werden können. Die pflegerische Krisenintervention würde einen großen Tätigkeitsbereich in der Gesundheits- und Krankenpflege darstellen, dieser wird aktuell aber kaum wahrgenommen. Die Gründe, die Pflegefachkräfte von einer professionellen Krisenbegleitung abhalten, könnten das fehlende Hintergrundwissen zur Thematik oder die ungenügende Abbildung in den Arbeitsplatzbeschreibungen sein. Das Basler Modell zeigt, dass die Krisenintervention multiprofessionelles Vorgehen erfordert und die berufsspezifischen Qualifikationen der Pflegfachkräfte impliziert. Für die Pflegenden ist es notwendig, sich wieder auf die eigentlichen Kompetenzen Pflege und Fürsorge zu besinnen.

Zusammengefasst

- Bei traumatischen Krisen wird das Erstgespräch von der Stationsärztin/dem Stationsarzt und der Bezugspflegefachkraft gemeinsam durchgeführt.
- Das primäre Ziel des Erstgesprächs ist der Beziehungsaufbau.
- Die Erhebung der Hintergrundinformationen dient dazu, die Pflege individuell zu strukturieren und auf die Bedürfnisse der Betroffenen einzugehen.
- Vom gesamten Personal werden einmal am Tag durch ein Übergabegespräch zusätzlich zu den üblichen Berichten und Informationen auch die unterschiedlichen Einschätzungen über die Krisenbetroffenen ausgetauscht.
- Vor der gemeinsamen Visite sollen Informationen und Verlaufsbeobachtungen zwischen Pflege und Medizin ausgetauscht werden, um diese während der Visite mit den Betroffenen erläutern zu können.
- Nach der Visite gibt es eine gemeinsame Nachbesprechung zwischen Pflege und Medizin.
- Die Visite darf auf keinen Fall eine Überforderung für die Patientin bzw. den Patienten darstellen.

Nachgefragt

Welche Aussage ist richtig?

- Während der Visite wird das aktuelle Befinden der Betroffenen erfasst und auch deren negative Emotionen werden zugelassen.
- Nach der Visite wird das Gespräch durch die Pflegefachkraft und die/den Ärztin/Arzt analysiert, Beobachtungen werden ausgetauscht und gegenseitiges Feedback wird zum Gespräch eingeholt.
- Zur Grundlage des Assessments bei lebensverändernden Krisen gehören: Situationsanalyse, Hypothesenbildung, Besprechung des Entlassungsmanagements.

5 Metaqualifikationen pflegerischer Krisenbegleitung

Als Metaqualifikationen werden Kenntnisse, Fertigkeiten, Fähigkeiten und Einstellungen bezeichnet, die zur selbstständigen Erweiterung und Veränderung der einmal erlangten Qualifikation befähigen (Wirtschaftslexikon, 2015).

Um ein strukturiertes Vorgehen zu ermöglichen, brauchen Pflegefachkräfte neben Erfahrung und theoretischem Hintergrundwissen auch Fertigkeiten, Methoden und Ablaufvorgaben, die dazu befähigen, selbstständige Begleitung in psychosozialen Krisen situationsgerecht zu gestalten. Die Besonderheit und Individualität einer jeden Krise erfordern eine Anpassung der Methoden (**Kap. 5.5**) an die betroffene Person und eine vorangegangene Beurteilung der Krise.

Zur Beurteilung einer psychosozialen Krise ist von Bedeutung, das Ausmaß der Krise zu erfassen. Es hat sich bewährt, diesbezüglich auch die betroffenen Dimensionen zu betrachten (**Kap. 4.4**). Wegweisend ist die Differenzierung, welche bzw. wie viele der Identitätssäulen eingeschränkt sind. Stabile Säulen sind mögliche Ressourcen, die den Betroffenen Sicherheit geben und zur Kompensation herangezogen werden können (Smoliner, o. J.).

Säulen der Identität:

- Körper, Sexualität, physische Gesundheit
- soziales Umfeld/Netz, Freundeskreis, Beziehungen
- Tätigkeit, Arbeit, Freizeitverhalten, Hobbys
- Wohnsituation, Geld, Materielles
- Werte, Religion, Spiritualität.

Die Methoden und der Ablauf der Krisenintervention können jedoch nicht allein zur Beurteilung des jetzigen Ereignisses herangezogen werden. Auch die Vorerfahrungen im bisherigen Leben mit psychosozialen Krisen spielen eine maßgebliche Rolle.

5.1 Akutintervention

Unter Akutintervention wird in der Krisenbegleitung die sofortige, lückenlose Hilfe (noch vor dem Erstgespräch) unmittelbar nach einem meist außerordentlich traumatischen Krisenereignis verstanden. Die Betroffenen werden sofort in einen geschützten Bereich gebracht und dürfen nicht alleingelassen werden. Die vertrauteste Person des sozialen Umfeldes ist umgehend zu verständigen. Bis zu deren Eintreffen ist die pflegerische Begleitung lückenlos durchzuführen, am besten durch eine Pflegefachkraft, deren Hilfe und Anwesenheit am besten akzeptiert wird. Die Grundhaltung der Pflegefachkraft ist von großer Anteilnahme und tiefem Verständnis geprägt, damit die Betroffenen die Gelegenheit bekommen, ihren ganzen Schmerz zu vermitteln (Sonneck et al., 2016).

Richtlinien zur Kontaktaufnahme durch Pflegende – Erste Schritte in der Akutintervention (bei Notfällen, aber auch bei Unfällen):

Sag, dass du dableibst, wer du bist, was du bist und was passiert!

Aktiv auf die Betroffenen zugehen und mit einfachen, kurzen Sätzen entlasten. Beispiel: „Mein Name ist ...! Wie heißen Sie? Sie wurden in die Ambulanz nach ... gebracht! Frau Müller, ich bin die leitende Pflegefachkraft. Ich kümmere mich um Sie und bleibe bei Ihnen!" Erklären Sie jede Handlung, die Sie bei ihrem Gegenüber vornehmen, zum Beispiel: „Ich lege Ihnen jetzt ein Kissen unter das Knie, um ihre Schmerzen zu lindern!".

Bringe die Betroffenen an einen ruhigen Ort und schaffe einen sicheren Rahmen (z. B. Behandlungszimmer)!

Das Wartezimmer oder der Gang in der Ambulanz ist für Krisenbetroffene der falsche Ort, neugierige Blicke sind unangenehm.

Suche bzw. biete vorsichtigen körperlichen Kontakt an!

Körperkontakt wirkt für die Betroffenen meist beruhigend, es kann die Hand oder die Schulter gehalten werden (kein Streicheln!). Wenn die Kleidung aufgeschnitten oder zerrissen wurde, decken sie die Patientin/den Patienten zu.

Informiere und höre genau zu!

Aktives Sprechen in einem ruhigen Tonfall und mit langsamem Sprechtempo wirkt sich positiv aus. Auch für Menschen, die bewusstlos oder nicht deutschsprachig sind. Hierbei ist von enormer Wichtigkeit, dass keinesfalls Beschuldigungen oder Vorwürfe gemacht bzw. voreilige oder furchterregende Einschätzungen geäußert werden dürfen (Hausmann, 2019; Lasogga & Gasch, 2011). Hören Sie genau zu und unterbrechen Sie den Redefluss des Gegenübers nicht. Sagen Sie Sätze wie beispielsweise: „Der Arzt wird Sie genau untersuchen!", „Wen soll ich für Sie benachrichtigen?". Weiterhin müssen die Pflegenden damit rechnen, dass die gewünschten Informationen im Schockgeschehen nicht verinnerlicht werden können. Die Betroffenen fragen immer wieder das Gleiche.

In weiterer Folge profitieren die Betroffenen, wenn die Pflegefachkraft nach der Kontaktaufnahme den aktuellen Zustand überprüft und sich um die Erfüllung dringender Bedürfnisse kümmert. Bei der Vorgehensweise ist Folgendes zu beachten:

- Sich ins Blickfeld des Betroffenen stellen.
- Verlangsamung hilft gegen Überreaktion.
- Ruhe und Sicherheit vermitteln, Hilfestellung artikulieren.
- Gleiche Augenhöhe einnehmen (z. B. sitzt der Patient, dann setzt sich die Pflegefachkraft dazu oder die Patientin kauert am Boden, die Pflegefachkraft kniet daneben).
- Aktuelle Bedürfnisse erfassen (z. B. die Patientin bzw. der Patient möchte sich Gesicht und Hände waschen oder eine Decke kann indirekt Schutz bieten).
- Für Bequemlichkeit sorgen.
- Fragen zum aktuellen Zustand: „Tut Ihnen etwas weh?", „Haben Sie Verletzungen?", „Wen darf ich für Sie verständigen?", „Soll ich jemandem Bescheid sagen, dass es Ihnen soweit gut geht?" usw. (Hausmann, 2019).

Ein Standard zur strukturierten Vorgehensweise während der Akutintervention vermittelt allen Beteiligten Sicherheit. Der spezifische Standard muss in einem geleiteten Teamprojekt erarbeitet und individuell an die Stationsgegebenheiten angepasst werden. In Akutabteilungen, wie Notfallambulanzen, Intensivstationen, Stroke- oder Chest-pain-Units wird ein Standardverfahren leichter zu realisieren sein, da eine Ähnlichkeit und die Häufung der traumatischen Krisenfälle dem Team gewisse Erfahrungswerte verschaffen. In anderen Abteilungen wird die Entwicklung solcher Standards durch die unterschiedlichen Krisensituationen aufwendiger. So ist beispielsweise in einer gynäkologischen/geburtshilflichen Abteilung mit traumatischen Krisen (z.B. bei einer Totgeburt) sowie mit Lebensveränderungskrisen (z.B. Erkrankungen bedingt durch die Menopause) zu rechnen.

Es ist darauf zu achten, dass trotz eines bestehenden Standards die Autonomie und Grenzen der Personen zu wahren sind. Ruhige und respektvolle Grenzsetzung ohne jegliche Vorwürfe sind nötig, wenn es zu selbstschädigenden Handlungen oder Verhaltensweisen kommt. Selbstbeschuldigungen unterbrechen die Pflegefachkräfte möglichst taktvoll. Zudem werden die Pflegenden häufig zum Blitzableiter für heftige Wutausbrüche. Die Wut gilt nicht der Pflegefachkraft oder den Helfenden persönlich und sollte akzeptierend hingenommen werden.

Akutinterventionen sind vielfach nach traumatischen Ereignissen bzw. Traumatisierungen notwendig. Besonders nach Verletzungen bei häuslicher Gewalt („domestic violence"), nach Vergewaltigungen und Misshandlungen ist umsichtiges Handeln der Pflegenden essenziell. In diesen aufwühlenden Situationen dürfen v.a. die Grundbedürfnisse nicht vergessen werden (z.B. Essen und Trinken anbieten). Auch sogenannte Sachhilfen sind vom Pflegepersonal bereitzustellen, z.B. saubere Kleidung, Hygieneartikel usw.

Bei der Notwendigkeit kriminaltechnischer Befragung und Untersuchung ist dafür zu sorgen, dass diese von geschulten Personen und nur im Beisein einer Vertrauensperson erfolgen (Sonneck et al., 2016). Pflegende achten darauf, Spuren keinesfalls vor der Sicherstellung zu verwischen oder abzuwaschen und bewahren die Spuren sicher auf. Auch persönliche Gegenstände oder die Kleidung der Betroffenen darf keinesfalls entsorgt werden, sondern wird in einem beschrifteten Karton oder einer Tüte für die Person hinterlegt.

Merke: Wegen möglicher Kurzschlusshandlungen dürfen Menschen während der Akutintervention nach Traumatisierungen oder in akuten Phasen psychosozialer Krisen niemals alleingelassen bzw. allein irgendwo hingeschickt werden!

Zusammengefasst

- Akutintervention ist eine sofortige und lückenlose Krisenbegleitung unmittelbar nach einem außerordentlich traumatischen Krisenereignis.
- Die vorurteilsfreie Grundhaltung der Pflegefachkraft ist von großer Anteilnahme und tiefem Verständnis geprägt. Vorwürfe sind zu unterlassen.
- Wichtige Aufgabe der Pflegenden ist, für die unmittelbaren Grundbedürfnisse der Betroffenen Sorge zu tragen.
- Richtlinien in der Akutintervention: Pflegefachkraft stellt sich vor und vermittelt Sicherheit. Entlastung erfolgt durch einfache Sätze und genaues Zuhören. Der Aufenthaltsort ist ruhig und schafft einen sicheren Rahmen. Es kann vorsichtig Körperkontakt hergestellt werden.
- Ein Standard zur Akutintervention muss den Stationsgegebenheiten angepasst und im Teamprojekt erarbeitet werden.

Nachgefragt

Welche Vorgehensweisen im Umgang mit Betroffenen während einer Akutintervention sind richtig?

- Fragen zum aktuellen Zustand schaffen Kontakt und vermitteln Sicherheit.
- Verlangsamung hilft gegen Überreaktionen.
- Für Bequemlichkeit sorgen.
- Die Betroffenen auch mal alleine zur Ruhe kommen lassen.

5.2 Beziehungsgestaltung

In einer psychosozialen Krise muss eine tragfähige Beziehung zwischen Betroffenen und den Pflegefachkräften aufgebaut werden, um eine konstruktive Zusammenarbeit zu ermöglichen. Dies kann nur gelingen, wenn die Betroffenen vom Pflegepersonal ganzheitlich wahrgenommen werden. Hierbei kritisiert Tewes, dass Aussagen oder Andeutungen von Betroffenen bezüglich ihrer Ängste von Pflegefachkräften ignoriert oder überspielt werden, da eine Überbewertung des Körperlichen vorherrscht (Tewes, 2010). Ein schneller und distanzierter Erstkontakt neben einer medizinischen Behandlung ist nicht angebracht. Um Ängste und Bedenken äußern zu können, bedarf es einer ungestörten und stressfreien Atmosphäre und dem ruhigen und zugewandten Auftreten der Pflegefachkraft.

> „Die Angehörigen der helfenden Berufe müssen einer Person, die in einer Krise steckt, im rechten Augenblick zeigen, dass sie für sie da sind. Sie müssen in der Lage sein, die Besonderheit eines jeden Patienten zu verstehen und ihm aus diesem Verständnis heraus zu helfen, wieder Hoffnung zu schöpfen und Zuversicht in seine Fähigkeiten zu gewinnen, die Krise zu überstehen" (Call, 2000, S. 14).

Pflegende müssen sich vor Augen halten, dass die Kräfte, die aus einer Krise führen, in den Betroffenen selbst liegen. Die helfende Person sollte die Kapazitäten und Stärken der Betroffenen erkennen und diese anleiten, sie zur Bewältigung der Krise zu nutzen. Emotionale Wärme, Fürsorge, Liebe und gezielte Informationen ab dem Erstkontakt schaffen ein Umfeld, das den Betroffenen Halt und Erholung schenkt. So können sich die Menschen erholen, auch wenn das Gefühl der Hilflosigkeit um sich greift (Call, 2000). Eine einfühlsame und unterstützende Grundhaltung schafft eine vertrauensvolle Beziehung, in der sich die Betroffenen aufgehoben und verstanden fühlen.

5.2.1 Konzept Hoffnung

Die Vermittlung von Zuversicht und Hoffnung ist im Gesundheitswesen von zentraler Bedeutung, da sie für das körperliche und seelische Wohlergehen der Betroffenen eine entscheidende Rolle spielt. Sie ist Voraussetzung für den Copingprozess bei herausfordernden Krankheiten (z. B. bei malignen Tumorerkrankungen). Hoffnung wird als Prozess gesehen, der Gedanken, Gefühle, Verhalten und Beziehung umspannt. Verknüpft ist diese mit einer positiven Erwartungshaltung, die für die Betroffenen Sinn ergibt.

Um Hoffnung zu vermitteln, sollen Pflegefachkräfte:
- körperlich, gedanklich und emotional präsent sein.
- erreichbare Erwartungen formulieren.
- bei der Bewältigung von Verlustgefühlen helfen (z. B. professionelle Trauerarbeit).
- die Energie durch positives Denken stärken.
- die spirituellen Zugänge der Betroffenen erkunden (Glaube als Ressource).
- herausfinden, was den Betroffenen wirklich wichtig ist (Sinn als Ressource).
- die Autonomie stärken (Hilfe zur Selbsthilfe – Empowerment).

Die Heilung steht bei Hoffnung nicht immer im Mittelpunkt. Bei terminalen Erkrankungen geht es v. a. darum, die Lebenszeit sinnvoll und selbstbestimmt zu nutzen und die verbleibende Zeit mit nahestehenden Menschen zu verbringen (Tewes, 2010).

Merke: Bei terminalen Erkrankungen steht nicht die Heilung im Vordergrund, sondern die bleibende Lebenszeit muss von den Betroffenen selbstbestimmt genutzt werden können.

Den Betroffenen bei infausten Prognosen Therapieangebote wie eine Chemotherapie zu unterbreiten, die die kurze restliche Lebenszeit in eine schwere Leidenszeit verwandeln, ist nur eine vorgetäuschte und fragwürdige Vermittlung von Hoffnung. Den Betroffenen wird dadurch verwehrt, die verbleibende Zeit zu nutzen. Im Alltag des Gesundheitswesens wird häufig der bequeme Weg der scheinbaren Hoffnungsvermittlung gewählt, um sich nicht mit den Ängsten und Emotionen der Patientinnen und Patienten auseinandersetzen zu müssen. Auch zuzugeben, dass ein Punkt der Macht- und Therapielosigkeit erreicht ist, wird heutzutage als Versagen von Medizin und Pflege angesehen. Die Vorgehensweise bzw. Empfehlung einer die Leidenszeit verlängernden Therapie bringt nur eine vorübergehende trügerische Hoffnung für die Betroffenen. Nach kurzer Zeit befindet sich das gesamte Personal in Schwierigkeiten und Erklärungsnot wegen der fragwürdigen Therapieempfehlung. Das Vertrauen und die gute Beziehung zur Medizin und Pflege ist für die meisten Betroffenen damit unwiederbringlich erloschen.

5.2.2 Patientenzentrierte Grundhaltung

Kongruenz, Empathie und Akzeptanz bzw. bedingungsfreie Wertschätzung („unconditional positive regard“) sind Aspekte der personenzentrierten Gesprächsführung nach Carl Rogers. Diese wurden häufig empirisch untersucht und sollten Mittelpunkt der pflegerischen Grundhaltung sein. Der Einsatz dieser Grundprämissen ist mittlerweile in der Gestaltung einer professionellen Beziehungsarbeit unerlässlich und selbstverständlich. Es handelt sich bei den Aspekten um eine Grundhaltung in drei unterschiedlichen Dimensionen.

Akzeptanz ist eine Haltung, die Betroffene mit ihrem Wesen anerkennt und diese mit einer Wertschätzung (positive Zuwendung ohne Bedingung, Anteilnahme, akzeptierende Achtung) verbindet, die keinesfalls an Bedingungen gebunden ist. Die Pflegefachkraft bewertet oder beurteilt nicht im Geringsten. Die freundliche und wertschätzende Zuwendung spiegelt das Interesse für die Betroffenen wider. Die fürsorgende Haltung bildet sich im Respekt vor dem Gegenüber ab und bringt eine ehrliche Zuneigung und Wärme mit sich. Die Betroffenen werden bedingungslos begleitet, was immer in ihnen vorgeht. (Schmid, o. J.; Stefanoni & Alig, 2009). Nur dann können sich die Person entfalten, Emotionen wachsen und sich eine Beziehung entwickeln.

Diese Prämisse ist für die Pflegefachkräfte nicht immer einfach zu erfüllen. Es gibt Situationen im Stationsalltag, denen keine bewertende Anteilnahme zugrunde liegen sollte, dies stößt allerdings des Öfteren an die persönlichen Grenzen der Pflegefachkräfte. Beispielsweise wird ein Kleinkind mit schweren Kopfverletzungen in die Klinik gebracht, da es mit der Mutter Fahrrad fuhr und diese gestürzt ist. Das Kind trug bei dem Unfall keinen Helm, die Mutter war alkoholisiert und blieb unverletzt. In dieser Situation ist es wichtig, dass die Kommunikation und Begleitung von Mutter und Kind ohne Schuldzuweisungen erfolgt.

Im Beziehungsaufbau bedeutet *Kongruenz/Authentizität* das Ablegen der beruflichen Fassade und Rolle. Die Pflegefachkraft soll ganz sie selbst sein, so authentisch und ehrlich wie möglich. Es sollen das Denken und die Emotionen der Betreuenden mit dem Gesagten ausgedrückt werden (Herder, 2005). Unter Authentizität bzw. Kongruenz (Wahrhaftigkeit, Echtheit, Aufrichtigkeit) ist eine Haltung zu verstehen, bei der die helfende Pflegefachkraft offen für ihr Gegenüber ist, sie sich und anderen nichts vormacht (Schmid, o. J.). Im Gespräch stimmt der Inhalt des Gesagten mit Mimik, Tonfall und Gestik der Pflegefachkraft überein (Stefanoni & Alig, 2009). Für Betroffene sind inkongruentes Verhalten oder unaufrichtige Äußerungen einfach herauszufiltern, da psychosoziale Krisen die Menschen sehr sensibel und feinfühlig werden lassen.

Rogers spricht bei *Empathie* von der Fähigkeit, die Wahrnehmungswelt des Gegenübers zu erfassen und zu verinnerlichen, das bedeutet, sich unmittelbar und gegenwärtig auf die Betroffenen einzulassen. Menschen, die empfindsam begleitet werden, können Vertrauen fassen und sich öffnen. Empathisch zu sein heißt, zu versuchen, die Empfindung der Betroffenen genau zu verstehen, sich darauf einzulassen und diese wiederzugeben (Schmid, o. J.).

Die personenzentrierte Gesprächsführung ist eine Atmosphäre der Offenheit und des Respekts, sodass die Krisenbetroffenen sich verstanden fühlen und durch das entstehende Vertrauen eine wesentliche Basis für eine positive Beziehungsgestaltung geschaffen wird (Herder, 2005).

Zur personenzentrierten Gesprächsführung fördern zusätzlich die Grundsätze der Interaktion die positive Beziehungsgestaltung. So sollte trotz Hektik und Klinikalltag zu Beginn einer Intervention immer eine Begrüßung, die Vorstellung mit Namen und Funktion und die Klärung des Settings (Wofür bin ich zu Ihnen gekommen?) stehen. Für alle Beteiligten trägt eine ungestörte Atmosphäre (keine fremden Zuhörer*Innen durch Mehrbettzimmer) und das Beziffern des Zeitrahmens zur Orientierung und Struktur bei. Ist in der Routine des Alltags keine Zeit für ein Krisengespräch, wird ein verlässlicher Termin vereinbart. Lange Pausen sollten anfänglich im Krisengespräch vermieden und mit offenen Fragen gefüllt werden („Erzählen Sie mir über ...“). Die Einstellung der Pflegefachkraft strahlt stellvertretend für die Betroffenen Zuversicht und das Vertrauen in eine positive Entwicklung aus. Das ist für den Beziehungsaufbau ebenso wichtig wie keine unrealistischen Versprechungen und Ziele zu vereinbaren (Stein, 2009; Hülshof, 2017).

5.2.3 Caring

Caring beschreibt ergänzend zur personenzentrierten Grundhaltung eine fürsorgliche pflegerische Auffassung, die sich durch eine verbindliche und verantwortungsvolle Haltung zum Gegenüber auszeichnet. Hierbei stehen das Engagement, sich auf andere einzulassen, die mitmenschliche Anteilnahme und der vertrauensvolle Beistand der Pflegefachkräfte im Mittelpunkt. Diese innere Haltung zu den Betroffenen schafft während einer psychosozialen Krise eine Dimension, die sich positiv auf die Problembewältigung und auf die pflegerische Beziehung auswirken wird. Die Betroffenen spüren eine pflegerische Präsenz. Es ist jemand da, der achtsam zuhört und einfühlsam ist. Die Betroffenen sollen sich in einer von Caring geprägten Umgebung umsorgt und ernst genommen fühlen – und das bei jeder pflegerischen Handlung.

Der Begriff Caring stammt aus dem Englischen, bedeutet Achtsamkeit und Fürsorge und wurde ursprünglich von Kristen Swanson (1991) geprägt.

Fünf Caring-Dimensionen (1991/1993)

1. *Knowing* (Bescheid wissen und jemanden kennen): Pflegende müssen sich für den Menschen einsetzen und anwesend sein. Sie dürfen keinerlei Vorurteile haben und möchten seine Realität verstehen. Die Pflegefachkraft versteht die klinischen Gegebenheiten und die Situation der Patientin oder des Patienten.
2. *Being with* (mit jemandem sein): Pflegende zeigen kommunikative und emotionale Präsenz und teilen schmerzliche Gefühle mit den Betroffenen. Das Erleben des Anderen wird als wichtig erachtet. Notwendige Informationen werden den Betroffenen mitgeteilt.
3. *Doing for* (für jemanden etwas tun): Betroffene werden so gepflegt, wie die Pflegenden selbst gepflegt werden möchten. Betroffene werden getröstet, geschützt und respektiert. Es wird kompetente Pflege geleistet.

4. *Enabling* (ermöglichen oder jemand befähigen): Die Pflegenden versuchen, den Betroffenen die Lebenssituation zu erleichtern, damit der Mensch gesunden und sich selbst pflegen kann. Sie bieten Unterstützung, informieren, erklären und erarbeiten mit den Betroffenen verschiedene Lösungen oder zeigen vorhandene auf.
5. *Maintaining Belief* (Glauben aufrechterhalten): Die philosophische Einstellung hilft den Betroffenen, realistischen Optimismus zu erlangen, Hoffnung zu bewahren und ihren Lebenssinn aufrechtzuerhalten (Swanson, 1991, S. 161f.; Swanson, 1993, S. 352ff.).

Durch die bewusste Zuwendung und erhöhte Aufmerksamkeit ist das Caring-Konzept ein wichtiger Meilenstein der pflegerischen Krisenintervention. In psychosozialen Krisen ermöglicht die patientenzentrierte Fürsorge den Patientinnen und Patienten, sich in die Arme der Pflege fallen zu lassen und vertrauensvoll aufgefangen zu werden.

5.2.4 Aktives Zuhören

Aktives Zuhören animiert Krisenbetroffene zum Sprechen und gibt ihnen das Gefühl, das Gesagte verstanden zu haben. Das aktive Zuhören ist eine verbale Fähigkeit, auf Äußerungen eines anderen einfühlsam zu reagieren und das eigene Verstehen der angekommenen Botschaft rückmelden zu können. Es sollten hierbei nicht nur das Gesagte, sondern auch die Gefühle der Betroffenen aufgenommen und angesprochen werden. Aktives Zuhören vermittelt Verständnis und Empathie (Gordon, 1996).

Durch genaues Hinhören wird Aufmerksamkeit vermittelt und die Bereitschaft demonstriert, sich in einen anderen Menschen hineinzuversetzen. Die Betroffenen werden dazu angeregt, weiter zu sprechen und Gefühle zuzulassen. Diese Kommunikationsform wird als *absolutes Zuhören* bezeichnet (Gendlin, 1998).

Ein zentraler Punkt des aktiven Zuhörens ist das *Paraphrasieren*. Hierbei gibt die Pflegefachkraft mit eigenen Worten die Aussagen Betroffener wieder und bringt zusätzlich Begrifflichkeiten ein, die das Problem beschreiben oder die Situation klären (Shipside, 2009; Schwäbisch & Siems, 1996; Scharlau & Rossie, 2012). Durch das *Spiegeln* werden den Betroffenen die emotionalen Aspekte rückgemeldet, besonders die von der Pflegekraft wahrgenommenen Gefühle, die Betroffene nicht ausdrücken können (Tewes, 2010).

Des Weiteren beinhaltet das aktive Zuhören auch *nonverbale Elemente*. Gesten und mimische Signale wie Kopfnicken, Achselzucken oder Lächeln machen deutlich, dass ein Interesse am Gegenüber gegeben ist (Scheerer, 2011).

Schritte des aktiven Zuhörens (Shipside, 2009):

1. Hören Sie konzentriert zu und halten Sie Blickkontakt!
   Die Sitzhaltung ist offen und zugewandt, die Distanz von einem Meter soll nicht überschritten werden.
2. Fassen Sie wesentliche Punkte zusammen und geben Sie diese in eigenen Worten wieder!
   „Sie wollen so schnell wie möglich nach Hause, auch wenn ..."
3. Bringen Sie auch die emotionalen Aspekte mit ein!
   „Sie klingen verärgert/enttäuscht/wütend ...!"
4. Ermöglichen Sie Zustimmung oder Widerspruch!
   „Wenn ich richtig verstanden habe, dann fehlt ihnen ...! Sie meinen also, ...! Ich würde gerne noch mehr über ... erfahren!"

Es ist entscheidend, den Betroffenen keine Ratschläge zu geben, sondern Ideen und Pläne zu unterstützen, die einleuchtend sind. Dies kann bestätigt werden mit: „Das finde ich eine sehr gute Idee!" Pläne, die den Betroffenen schaden könnten, werden mit Aussagen hinterfragt: „Bei diesen Gedanken habe ich Sorge, weil ...". Das aktive Zuhören kann mit zielgerichteten Fragen kombiniert werden, um die Betroffenen zum Weitersprechen zu ermuntern. Ebenso sollten Pflegefachkräfte nachfragen, wenn irgendetwas beim aktiven Zuhören nicht verstanden wurde („Wie meinen Sie das genau?"). Die Fragetypen müssen an das Gespräch angepasst sein, da sie den Verlauf des Gesprächs beeinflussen. Die Pflegenden sollen den Betroffenen Zeit lassen, auf die Fragen zu antworten. Wenn Menschen nur über Fakten sprechen, ist es sinnvoll, nach Emotionen zu fragen und umgekehrt. In vielen Situationen ist es angebracht, offene W-Fragen zu stellen: Wer? Was? Wann? Wie? Weshalb?

Die drei möglichen offenen Fragestellungen sind:

- *explorierende Fragen:* Wie würden Sie den Schmerz beschreiben?
- *hypothetische Fragen:* Wie würde Ihre Versorgung am Wochenende aussehen, wenn Sie heute heimgehen würden?
- *zirkuläre Fragen:* Was meinen Sie, wie Ihre Frau zu ihrer Krankheit steht?

(Stefanoni & Alig, 2009)

Aktives Zuhören kombiniert mit sorgfältig formulierten Fragen wird auch eingesetzt, um Sachverhalte der psychosozialen Krise genauer abzuklären. Beispiel:

Patient: „Mir ist die Diagnose völlig schleierhaft!"
Pflegekraft: „Es ist für Sie unverständlich, wie es zu dieser Diagnose kommen konnte?"

Aktives Zuhören kann für eine positive Beziehungsgestaltung durch Rapport unterstützt werden. Rapport wird als die Kunst beschrieben, Menschen dort abzuholen, wo Sie stehen. In „Rapport gehen" bedeutet beispielsweise, die Körperhaltung bzw. die Tonart (Geschwindigkeit, Lautstärke, Sprachrhythmus) der Betroffenen zu spiegeln und die Wortwahl bzw. den Satzbau des Gegenübers in Ansätzen anzugleichen. Es ist kein „Nachmachen" oder Kopieren des Gegenübers, sondern eine Technik, die sich kleinen Bewegungen anpasst. Ein guter Rapport ermöglicht eine positive Beziehungsebene und ein angenehmes Gesprächsklima. Diese Technik kommt aus dem Neurolinguistischen Programmieren und erfordert viel Übung (Institut für berufliche Weiterbildung, 2015). Manche Menschen gehen unbewusst in Rapport mit ihren Gesprächspartnern.

Zusammengefasst

- Ein zentraler Faktor für die positive Wirkung einer Krisenbegleitung ist ein gelungener Beziehungsaufbau zu den Betroffenen.
- Die Betroffenen müssen den Pflegenden Vertrauen entgegenbringen, dies erfordert bedingungslose Wertschätzung, Kongruenz und eine empathische Haltung der Pflegefachkräfte.
- Die Vermittlung von Zuversicht und Hoffnung ist während der pflegerischen Begleitung von zentraler Bedeutung, da sie für das Wohlergehen der Betroffenen eine entscheidende Rolle spielt.
- Caring ist ein bedeutsames Konzept für die Krisenintervention, es impliziert, dass Pflegende sich sorgen, kümmern und sich mit Wertschätzung auf die Betroffenen einlassen. Hierbei sind das Engagement, die mitmenschliche Anteilnahme und das Mitgefühl für die Pflegefachkräfte ein zentrales Thema.
- Das aktive Zuhören ist eine Fähigkeit, die Krisenbetroffene zum Sprechen animiert. Es werden hierbei das Gesagte und die Gefühle der Betroffenen angesprochen.
- Das aktive Zuhören kann durch gezielte Fragestellungen ergänzt werden.

Nachgefragt

Welche Elemente unterstützen das aktive Zuhören?

- Paraphrasieren
- Spiegeln
- Rapport
- Provozieren

5.3 Krisengespräche

Das Ziel eines Krisengesprächs ist die schnelle Entlastung der Betroffenen. Hierbei können die Bewältigungsmöglichkeiten schnell und angemessen aktiviert werden. Zur besseren Orientierung und optimalen Planung ist es wesentlich, dass sich die Pflegefachkraft vor und während des Gesprächs nach einem Leitfaden richten kann. Dieser dient als Gedächtnisstütze.

Beim Erstkontakt wird eine Sitzordnung „über Eck“ vorgeschlagen, da Krisenbetroffene anfänglich den Blickkontakt scheuen. Es sollte versucht werden, die Patientinnen und Patienten mit der Stimme zu erreichen und auf dem Tisch einen Blick-Fixpunkt bereitzustellen, z. B. einen Anamnesebogen oder Infomaterialien (Dross, 2001).

Die Vorgehensweise im Gespräch beginnt in der *Gegenwart* (aktuelle Situation), geht dann zurück in die *Vergangenheit* (Krisenauslöser, kurze Vorgeschichte) und endet in der *Zukunft* (Wünsche). Das Gespräch endet mit einer *Vereinbarung* der nächsten Schritte. Das Krisengespräch ist abgeschlossen, wenn der krisenbetroffene Mensch weiß, was er als Nächstes tun wird bzw. was für ihn als Nächstes getan wird.

Im Krisengespräch richtet sich die Pflegefachkraft nach den Bedürfnissen der Betroffenen. Die Vorgehensweise ist direktiv und zurückhaltend zugleich.

Schritte des Krisengesprächs (Hausmann, 2019)

1. **Beziehungsaufbau:** Betroffene mit Namen ansprechen, Blickkontakt herstellen, vorsichtige Berührungen, Sicherheit vermitteln, kein Zeitdruck, aktuellen Zustand und derzeitige Situation erfassen, genaues Zuhören, Gefährdung einschätzen
   Fehlerquellen: hektisch-gestresstes Agieren, Gefühle oder Fakten übergehen, vorschnelles Urteilen, Gefahren übersehen

Mögliche Gesprächseinleitung: „Kann ich etwas für Sie tun?“, „Erzählen Sie mir bitte, was los ist/was mit Ihnen geschehen ist/was passiert ist ...!“

2. **Erkundung des Krisenanlasses:** den Betroffenen zum Erzählen bringen, Auslöser erfassen, Ereignisse strukturieren (auch zeitlich)
   Fehlerquellen: geschlossene Fragestellung, bei Unklarheiten nicht nachfragen, bei heftigen Gefühlen weiterbohren, „eigene Geschichten“ erzählen
   Mögliche Gesprächseinleitung: „Was war dann?“, „Erzählen Sie bitte, ...“.
3. **Kurzfristige Entlastung:** Bedürfnisse feststellen, Bezugspersonen erfragen (Name, Anschrift, Telefonnummer) und die Kontaktherstellung anbieten, Wünsche der nächsten Stunden besprechen, informieren über Durchführbarkeit
   Fehlerquellen: „Tunnelblick“ auf das Problem, Unklarheiten zulassen, soziales Netz ignorieren, Betroffenen nichts aktiv tun lassen
   Mögliche Gesprächseinleitung: „Was würde Ihnen als Erstes helfen?“, „Wie kann ich Sie entlasten/die Situation erleichtern?“
4. **Vereinbarung treffen:** konkrete Schritte besprechen, Plan für die nächsten Stunden und Tage entwerfen, nötige Unterstützung aufzeigen, bereitstellen und organisieren (Angehörige, Pflegefachkräfte, Ärztinnen/Ärzte, Seelsorge ...), weitere gemeinsame Kontakte fixieren
   Fehlerquellen: Details ungeklärt lassen, alles auf einmal lösen wollen, keinen weiteren Kontakt vereinbaren, Annahme, dass sich alles von allein klärt
   Mögliche Gesprächseinleitung: „Ist es für Sie in Ordnung, wenn wir morgen um 14:00 Uhr noch einmal sprechen?“, „Ich würde gerne für Sie ein Gespräch mit dem Pfarrer organisieren ...“.

Krisengespräche müssen im geschützten Rahmen in der pflegerischen Aus- oder Weiterbildung immer wieder geübt und anschließend in der Praxis reflektiert werden. Teambesprechungen, Supervision, hausinterne Weiterbildungen und Coaching können helfen, vorhandene Stärken im Krisengespräch zu festigen, Fehler zu erkennen und dadurch zu beheben.

BELLA-System (Sonneck et al., 2016)

Die theoretische Grundlage zu den meisten Krisengesprächskonzepten bietet das BELLA-Konzept, das auch mit den zuvor beschriebenen Schritten des Krisengesprächs übereinstimmende Parallelen aufweist. Ein zusätzlicher, noch unerwähnter Punkt der Krisenbegleitung bildet die Aktivierung des sozialen Netzes.

Die Anleitung für eine generelle Begleitung sieht folgende Schritte vor:

- **B**eziehung aufbauen: einladender Anfang, aufmerksames Zuhören, die Schwierigkeiten der Betroffenen werden ernst genommen
- **E**rfasse die Situation und kümmere dich: Krisenanlass erkunden, derzeitige Lebenssituation erfassen, Veränderungen durch die neue Situation erkunden
- **L**inderung der schweren Symptomatik: emotionale Situation entlasten, Entspannung bieten
- **L**eute einbeziehen, die unterstützen: Hilfssysteme der Betroffenen aktivieren oder evtl. Selbsthilfegruppen oder Institutionen einbeziehen
- **A**nsatz zur Problembewältigung finden: Problem definieren, Gefühle und reale Bedeutung des Problems erfassen, Hilfestellung, um Veränderungen zuzulassen.

Um den hohen Stellenwert der Angehörigen bzw. Zugehörigen in der Krisenbegleitung zu unterstreichen, wird in **Kapitel 5.4** näher auf die Bedeutung Nahestehender für die Krisenbetroffene eingegangen.

Zusammengefasst

- Das Krisengespräch sieht die rasche Entlastung der Betroffenen vor.
- Es beginnt in der Gegenwart, geht zurück zur Vergangenheit und endet in der Zukunft.
- Die Vorgehensweise umfasst folgende Schritte: den Beziehungsaufbau, die Erkundung des Krisenanlasses, die kurzfristige Entlastung und das Treffen von Vereinbarungen.
- Das Konzept des BELLA Systems aktiviert zusätzlich das soziale Netzwerk der Betroffenen.

Nachgefragt

Welche Aussagen zum BELLA System treffen zu?

- Löse das Problem für die Betroffenen!
- Versuche massive Symptome zu lindern!
- Erfasse die Krisensituation und kümmere dich!
- Höre aufmerksam zu!

5.4 Einbeziehung des sozialen Umfelds

Angehörige und Nahestehende sollen nach Möglichkeit in den Pflegeprozess einbezogen werden. Nur dann können sie sich als Teil des therapeutischen Teams fühlen, das sich um das Kind, die Mutter oder den Ehemann kümmert. Das Einbeziehen und die Beachtung des sozialen Umfeldes der Patientinnen und Patienten entspricht einem professionellen pflegerischen Grundverständnis und ist für eine Krisenintervention unerlässlich (Ihle, 2008). Eine psychosoziale Krise findet immer in einem sozialen Umfeld der Krisenbetroffenen statt. Es ist von großem Vorteil, Bezugspersonen in die Krisenintervention einzubinden, wenn diese Verständnis für die Situation und die Begleiterscheinungen der Krisenbetroffenen aufbringen können. Die Aktivierung des sozialen Netzes bietet für die Betroffenen Schutz und Sicherheit. Die Pflegenden sollten die Betroffenen dazu motivieren, möglichst den Kontakt zum sozialen Umfeld selbst herzustellen (Stein, 2009).

Rolle der Angehörigen

Angehörige spielen im Krisenverlauf eine existenziell unverzichtbare Rolle für die Betroffenen, besonders wenn ein Aufenthalt auf der Intensivstation den Auslöser der Krise darstellt. Den Betroffenen werden durch die Angehörigen die Verbindungen zur Welt ermöglicht und dadurch deren Überleben gesichert. Die Bedeutung der Angehörigen kann in zwei Hauptkategorien verdeutlicht werden (Metzing, 2003; Ihle, 2008):

1. **Vertraut-Sein:** Durch das Herausgerissen-Werden aus dem Alltag durch eine Krisensituation (z.B. durch einen Herzinfarkt) fühlen sich die Betroffenen in ihrer Identität bedroht. Hierbei hilft die Unterstützung durch vertraute Personen, die sie mit gemeinsamen Erfahrungen verbindet. Es bedarf nicht vieler Worte, um die Wünsche und Werte des anderen zu erkennen und dadurch einen Identitätsverlust zu verhindern.
2. **Sich-Kümmern:** Hierbei geht es nicht nur um den *emotionalen Beistand*, der durch die Nahestehenden geleistet wird, wie „Da-Sein", Schutz geben, Mut zusprechen, Sicherheit vermitteln, sondern auch um den *praktischen Beistand*. Dieser beinhaltet die Organisation persönlicher Dinge (z.B. Kleidung bringen, Unfallauto entsorgen, sich um Wohnung und Arbeitsplatz kümmern, Haustiere versorgen) und die aktive Teilnahme an Entscheidungsfindungen (z.B. mögliche Therapien oder Anschlussheilbehandlungen). Des Weiteren ist das „Am-Bett-Sitzen-und-Aufpassen" eine Aufgabe der Verantwortung, die stellvertre-

tend für die Patientinnen und Patienten übernommen wird (anwaltschaftliches Handeln). Die Betroffenen fühlen sich dadurch sicher, beschützt und der Klinik/Institution weniger ausgeliefert.

Angehörige stellen demnach keinen Besuch dar, sondern sollten Teil des therapeutischen Teams sein. Es ist wünschenswert, wenn das gesamte Krankenhauspersonal Angehörige oder Nahestehende als bedeutsame Personengruppe wahrnimmt und in die Versorgung einbindet.

Nahestehende müssen in das pflegerische Behandlungskonzept einbezogen werden, da sie eine wichtige Ressource in der pflegerischen Krisenbegleitung und eine präventive Rolle in der Gefährdungsentwicklung psychosozialer Krisen (z. B. Chronifizierung, Suizidalität usw.) spielen.

Situation der Angehörigen

Pflegende sollten Angehörigen ein Hineinwachsen in die Situation gewährleisten. Das persönliche Erleben der teilweise völlig unerwarteten Situation von Angehörigen bzw. Nahestehenden darf von den Pflegefachkräften nicht übersehen werden. Als sekundäre oder tertiäre Opfer (**Kap. 1.6**) befinden sich auch die Angehörigen unmittelbar nach dem auslösenden Ereignis in einer Schockreaktion, erst einige Zeit später setzt der Realisierungsprozess ein. Im weiteren Verlauf stellen sich Erkenntnisse ein, z. B. „Nichts wird so sein wie früher" oder „Die Familie spielt die wichtigste Rolle". Auch die zusätzliche Mehrfachbelastung durch die neue Situation kann den Angehörigen zu schaffen machen. Die Pflegenden sollten im Gespräch Angehörige darauf hinweisen, dass es die Situation erfordert, Prioritäten zu setzen, Kräfte zu schonen und weiterhin soziale Kontakte zu pflegen.

Merke: Das soziale Umfeld und das Klinikpersonal sind die wichtigste Unterstützung der Betroffenen in psychosozialen Krisen während eines Krankenhausaufenthaltes.

Bedürfnisse der Angehörigen

Die Pflegefachkräfte sollten lückenlos Angehörige und Nahestehende über Behandlungen und Therapien informieren (Entbindung von der Schweigepflicht vorausgesetzt). Unzureichende Informationen führen zu einer Überbelastung und Erhöhung des Stresslevels. Die massive Unsicherheit durch fehlende Informationen und der unvermeidbare Stress der Angehörigen durch die neue Situation kann sich in Misstrauen, mangelnder Mitarbeit sowie Unzufriedenheit und Wut gegenüber den Pflegenden äußern (Ihle, 2008; Kuhlmann, 2002).

Die Bedürfnisse von Nahestehenden nach Information können die Pflegefachkräfte unter Zuhilfenahme des „Critical care needs family inventory" (CCN-FI) in einem Gespräch erkunden und zufriedenstellen (Koller, 1991; Kuhlmann, 2002). Die vorrangigen Bedürfnisse und Wünsche von Angehörigen und Nahestehenden sind:

- die Prognose kennen
- absolut sicher sein, dass die Betroffenen die bestmögliche Pflege und medizinische Behandlung erfahren
- angerufen werden, falls sich am Zustand etwas verändert
- ehrliche Antworten auf Fragen
- eine hoffnungsvolle Grundeinstellung spüren
- genau und zuverlässig wissen, was mit den oder für die Betroffenen getan wird
- etwas über evtl. Fortschritte erfahren
- verständliche Erklärungen erhalten
- wissen, weshalb eine Vorgehensweise durchgeführt wird.

Teilen Pflegende oder Ärztinnen bzw. Ärzte den Angehörigen mit, was vor sich geht, fühlen sich diese als Teil des therapeutischen Teams. So wird Grundvertrauen zum Klinikpersonal aufgebaut.

Angehörigeninformation

Eine große Sorge der Angehörigen ist die Angst, etwas Falsches gegenüber den primären Betroffenen zu äußern, etwas tun zu wollen, aber nicht zu wissen was. Pflegefachkräfte sollen in einem Beratungsgespräch den Nahestehenden Empfehlungen geben, die an die jeweilige Situation angepasst werden können, diese Empfehlungen genau erklären und sie auch schriftlich zur Verfügung stellen. Als Anregung für ein Informationsblatt können die nachstehenden Formulierungen genutzt werden (Hausmann, 2019):

Sie können dabei helfen, ihre/n Angehörige/n oder Nahestehende/n zu unterstützen:

- Verbringen Sie viel Zeit mit ihm/ihr und bieten Sie ein offenes Ohr an!
- Seien Sie präsent bzw. halten Sie sich in seiner/ihrer Nähe auf!

- Seien Sie ein/e aufmerksame/r ZuhörerIn und fragen Sie nach!
- Animieren Sie sie/ihn zu Gesprächen!
- Seien Sie offen für körperlichen Kontakt (z.B. Halten der Hand)!
- Weisen Sie darauf hin, dass er/sie in Sicherheit ist!
- Bieten Sie Ihre Hilfe an und leisten Sie bei täglichen Aufgaben Unterstützung (z.B. Organisation persönlicher Dinge, Kinderversorgung)!
- Motivieren Sie ihre/n Angehörige/n, möglichst viel selbst zu tun!
- *Ärger, Wut und ähnliche Gefühle nicht persönlich nehmen!*
- Bekräftigen Sie immer wieder, dass Sie helfen und verstehen wollen!

Verwenden Sie gesprächsfördernde und positive Ausdrucksweisen, die zudem ehrlich und zutreffend sind:

- Es ist okay, wenn Du weinst, gar nichts sagst, nervös bist, Angst hast usw.
- Es ist verständlich, dass Du Dich ... fühlst.
- Ich bleibe bei Dir.
- Es ist schlimm, was passiert ist.
- Du bist in Sicherheit.
- Es ist gut, wenn Du mit mir darüber sprichst.

Vermeiden Sie auf jeden Fall folgende Aussagen, die den Gesprächsverlauf unterbrechen und den Heilungsverlauf blockieren:

- Du darfst Dich nicht so aufregen!
- Sowas darfst Du gar nicht denken.
- Ich weiß, wie Du Dich fühlst.
- Du hast Glück, dass Du noch lebst.
- Du hast Glück, dass Du noch andere Kinder hast.
- Du hast Glück im Unglück.
- Die Zeit heilt alle Wunden.
- Das Leben geht weiter.
- Er/Sie hat es jetzt besser ...
- Du wirst jemand anderen finden.
- Es gibt andere, denen geht es noch viel schlechter.

Es ist von Bedeutung, dass das Beratungsgespräch für Angehörige bzw. Nahestehende von den Pflegefachkräften geplant und ein stationseigener Leitfaden dafür entwickelt wird. Dazu wird den Angehörigen ein Informationsblatt zur Verfügung gestellt. Dieses kann auch für erweiternde Aspekte zur Entlastung der Angehörigen genutzt werden, z. B. für die Regelung von Telefonkontakten mit einer Pflegefachkraft (Telefonnummer der Station), Name der Station bzw. der/des Ansprechpartnerin/s oder allgemeine Informationen.

Betreuung der Angehörigen

Inhalt und Ziel von Angehörigengesprächen ist der Informationsaustausch bezüglich diagnostischer und therapeutischer Maßnahmen über den Behandlungsverlauf, die Durchführung und das Ergebnis pflegerischer Interventionen. Auch Informationen zur pflegerischen Beratung, Entlassung und das Vermitteln von Kontaktdaten sollten durch eine gezielte Gesprächsführung gewährleistet sein (Welk, 2015). Unbedingt zu berücksichtigen sind bei den Gesprächen mit An- und Zugehörigen die rechtlichen Vorgaben zur Verschwiegenheitspflicht. Die daraus resultierenden Schwierigkeiten lassen sich nur durch eine Entbindung von der Schweigepflicht verhindern.

Pflegende können durch einfache Maßnahmen die Angehörigen erheblich entlasten. Wenn möglich, sollte ein regelmäßiger Informationsaustausch mit den Ansprechpersonen, die den Angehörigen bereits am Anfang des Klinikaufenthalts zugeteilt werden und deren Rolle den Angehörigen bekannt ist, eingeplant werden. Auch bindende Vereinbarungen, wie beispielsweise telefonischer Kontakt, stellt eine Entlastung dar. Diese besteht in einer täglichen (mehrmaligen) Telefonauskunft (Dauer des Telefonsupports eine bis max. fünf Minuten) über den Zustand der Betroffenen, um Ängste der Nahestehenden zu reduzieren und nicht ständig vor Ort sein zu müssen (Ihle, 2008).

Die pflegerische Fürsorge kann auf Informations- und Kommunikationstechnologien (IKT) ausgeweitet werden (Niederberger-Burgherr, 2007). Neben dem herkömmlichen Anruf kann auch ein Austausch über Appfunktionen stattfinden. Hierbei bedarf es im Zuge der Datenschutzgrundverordnung allerdings einer rechtlichen Absicherung.

Ein besonderes Augenmerk muss auf die Betreuung von Eltern schwer kranker Kinder in traumatischen Krisen gelegt werden. Hier ist eine besonders sensible Vorgehensweise notwendig. Es wird von Eltern als besonders negativ empfunden, wenn diese während Untersuchungen oder Behandlungen aus dem Zimmer geschickt werden. Dies stellt für Angehörige/Eltern eine furchtbare Erfahrung dar, die hart zu ertragen ist. Die meisten haben Angst, dass sie ihr Kind nicht mehr lebend sehen werden. In dieser Situation keine Kontaktperson an der Seite zu haben, bedeutet zusätzlich unterschiedliche Informationen verschiedener Personen zu empfangen. Die Folge ist: Die Eltern beschreiben das Krankenhaus als familienfeindlich. Sie fühlen sich wie in einer anderen, fremden Welt und ihnen wird vermittelt, dass sie dort nicht hingehören (Hall, 2005).

Eingebunden sein in Behandlungen und die Übernahme einfacher Tätigkeiten vermitteln den Nahestehenden Sicherheit und reduziern deren Ängste. Sie fühlen sich als Bestandteil des Teams, die Hilflosigkeit weicht und dem Klinikpersonal wird Vertrauen entgegengebracht. Durch geregelte Angehörigengespräche können Pflegefachkräfte vermitteln, dass Angehörige in ihrer psychosozialen Krise begleitet werden. Nahestehende sollen das Gefühl haben, im Stationsalltag willkommen zu sein und gerne in die Pflege eingebunden zu werden.

Zusammengefasst

- Nahestehende sollen Teil des therapeutischen Teams sein.
- Das soziale Netz bietet für die Betroffenen in einer psychosozialen Krise Schutz und Sicherheit.
- Angehörige können den Betroffenen emotionalen und praktischen Beistand leisten.
- Angehörige müssen durch die Pflegenden gut informiert werden, um deren Ängste zu minimieren.
- Eltern schwer kranker Kinder müssen besonders feinfühlig und intensiv betreut werden.

Nachgefragt

Welche Aussagen zu den Hauptbedürfnissen Angehöriger bzw. Nahestehender sind richtig?
Sie möchten ...

- absolut sicher sein, dass die Betroffenen die bestmögliche Pflege und medizinische Behandlung erfahren.
- unbedingt angerufen werden, falls sich am Zustand etwas verändert.
- nur ausschließlich positive Antworten auf Fragen erhalten.
- verständliche Erklärungen.

5.5 Methoden der Krisenintervention

Um der geforderten Methodenflexibilität Sorge zu tragen, müssen aus der Vielfalt therapeutischer Strategien der Krisenintervention mögliche Vorgehensweisen für die pflegerische Krisenbegleitung ausgewählt werden. Es ist bei der Auswahl der Methode bzw. des Assessments darauf zu achten, dass das Instrument für die Pflegefachkräfte handhabbar und gesprächsfördernd ist und des Weiteren eine Hilfestellung für den Pflegeprozess bietet.

5.5.1 Netzwerkintervention/Ressourcenorientiertes Assessment

Die Betroffenen sind während einer psychosozialen Krise auf mitmenschliche Ressourcen angewiesen, um emotionale Unterstützung, Hilfe bei Problemlösungen, womöglich praktische und materielle Hilfe zu erhalten und Sicherheit zu gewinnen.

Allerdings kann, besonders in lebensverändernden Krisen, das soziale Netz auch strapaziert oder angeschlagen sein (Dross, 2001). Um dies für die Betroffenen und die Pflegenden sichtbar zu machen, sollte angeleitet durch eine Pflegefachkraft ein Beziehungsnetz (**Abb. 5-1**) erstellt werden.

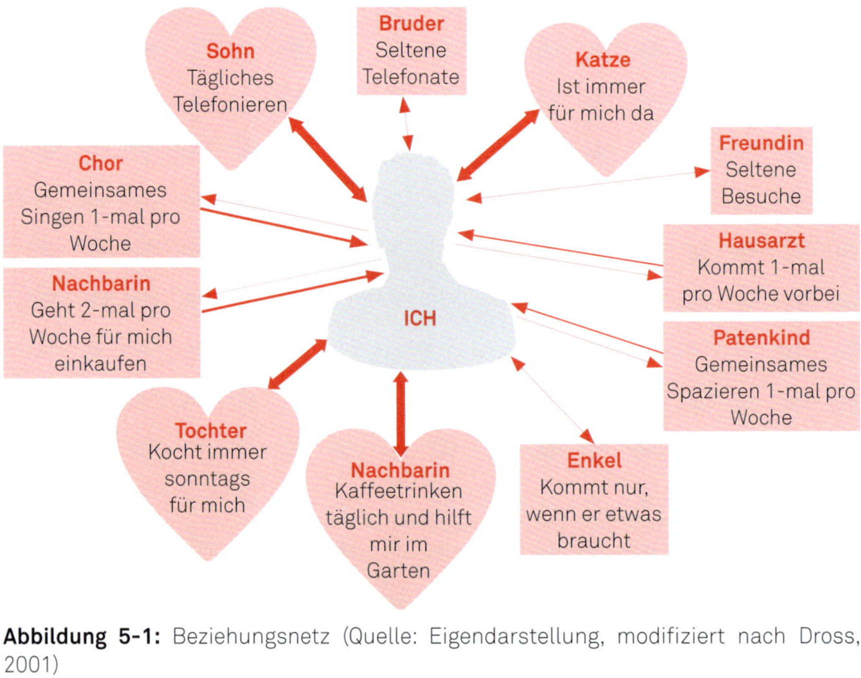

Abbildung 5-1: Beziehungsnetz (Quelle: Eigendarstellung, modifiziert nach Dross, 2001)

Das abgebildete Soziogramm sollte möglichst genau alle Hilfsmöglichkeiten und Ressourcen für die Betroffenen aufzeigen. Eine sehr konkrete Erstellung während des Krisengesprächs umfasst eine Kennzeichnung der bisher vom Umfeld geleisteten Unterstützung und der gegenseitigen Kontakte. Dies kann z.B. tägliches Telefonieren mit den Eltern; einmal wöchentliches Singen, zusammen Essen gehen oder eine monatliche Geldzuwendung der Patentante sein. Parallel dazu werden die negativen Entwicklungen dargestellt, z.B. derzeit keinen Kontakt mit Nachbarn, nur loser Kontakt wegen Meinungsverschiedenheit mit dem Bruder. Die Pfeile verdeutlichen – je nach Gestaltung – Aussagen über die Innigkeit bzw. die Konflikte in der Beziehung. Auch die Form der Namenskästchen oder die Farbgestaltung visualisieren die Qualität der Beziehung. Diese Details müssen vorher mit den Betroffenen festgelegt werden. Folgende Fragestellungen im Assessment haben sich bewährt: „Wer tut was für mich?“, „Für wen tue ich was?“.

Gemeinsam mit den Betroffenen wird notiert, wer, was und wann für jemanden etwas tut und in welcher Beziehung die Menschen, Tiere oder Institutionen zueinanderstehen. So kann das Soziogramm bei der Planung von Pflegemaßnahmen und bei fehlenden Bewältigungsstrategien herangezogen werden.

5.5.2 Problemorientiertes Assessment

Eine psychosoziale Krise schwächt bei den Betroffenen unterschiedliche Säulen ihrer Identität und Daseinsbereiche. Dabei geht es z.B. um die eigene Verfassung oder die Beziehungen zum sozialen Umfeld, die angstbesetzt sind oder Schwierigkeiten darstellen Das Ausmaß der Sorgen und die Anteile der Betroffenheit kann die Pflegefachkraft gemeinsam mit den Betroffenen durch einen Problemkuchen darstellen, um dann gezielt Hilfe anbieten bzw. Maßnahmen planen zu können.

Zur Erstellung des Problemkuchens werden alle Belastungen und Sorgen schriftlich gesammelt und anschließend ein Kreis als Problemkuchen definiert (**Abb. 5-2**). Die Krisenbetroffenen werden nun aufgefordert, die Tortenstücke (Probleme, Sorgen, Ängste usw.) einzuteilen. „*Wenn Sie sich ihre Probleme als Tortenstücke vorstellen, in welcher Größe würden Sie diese aus dem Kuchen herausschneiden?*“ (Batra, Wassmann & Buchkremer, 2013).

Zunächst werden die Tortenstücke gemeinsam detailliert beschriftet, um die Probleme sichtbar zu machen. Anschließend erfolgt eine gemeinsame Bearbeitung in der Reihenfolge der Dringlichkeit und Schwere der Problematik. „*Welches Problem bedrängt Sie am stärksten? Können wir das Problem angehen bzw. kann ich Ihnen dabei helfen? Würde das Lösen eines Problems eventuell ein anderes Problem mit verändern?*“ (Batra et al., 2013, S. 57).

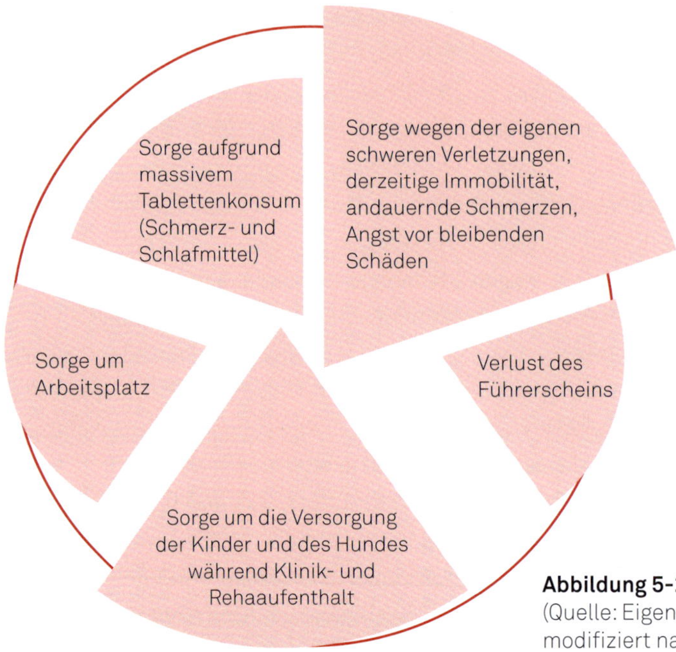

Abbildung 5-2: Problemkuchen (Quelle: Eigendarstellung, modifiziert nach Dross, 2001)

Die Beauftragung eines Familienhelfers oder einer Familienhelferin, die die Versorgung der Kinder gewährleistet, solange die Patientin in der Klinik bleiben muss, wäre beispielsweise eine Maßnahme, die von der Pflegefachkraft eingeleitet werden kann. Die Maßnahmen müssen gemeinsam geplant und vorzugsweise von den Betroffenen selbst organisiert werden, um die Selbstwirksamkeit und Problemlösefähigkeit zu stärken.

5.5.3 Krisentagebuch

Eine weitere Methode zur psychischen Entlastung ist das Krisentagebuch, das sich besonders bei lebensverändernden Krisen durch die neuen und unklaren Situationen als sehr entlastend und hilfreich erwiesen hat. Auch schmerzliche Erfahrungen können durch diese Reflexionsform offen bearbeitet werden. Der geheime und freie Charakter des Mediums schafft für die Betroffenen viel Freiheit, da manche Gedanken und Gefühle niedergeschrieben werden können, die die Betroffenen sich nicht laut auszusprechen trauen, z.B. Hass, Suizidgedanken, Kränkungen oder Rachewünsche. Das Aufschreiben der Emotionen kann sehr entlastend wirken. Aus diesem Grund wird das Tagebuch nicht von anderen Personen gelesen (Dross, 2001).

Eine Abwandlung der Tagebuchmethode stellt das Verfassen von Briefen dar. Bei traumatischen Krisen bzw. Verlustkrisen kann das Schreiben fingierter Briefe sehr helfen, beispielsweise an die verstorbene Person, gedachte Freunde oder sich selbst. Hier soll die Pflegefachkraft immer auf einen ungehemmten Dialog hinweisen, erfahrungsgemäß können dadurch unzugängliche Gedanken oder Gefühle bewusst gemacht werden.

5.5.4 Wunderfrage

Eine kurzfristige Antizipation der Problemlösung strebt die Wunderfrage an. Sie aktiviert intensive Wünsche, deren Verwirklichung blockiert sind und verdeutlicht notwendige Änderungen. Die Wunderfrage kann nur bei grundsätzlich beeinflussbaren Zielen eingesetzt werden.

Beispiel: „*Wir beide wissen, es gibt keine Wunder, aber wenn Sie sich vorstellen, Sie würden morgen aufwachen und es wäre ein Wunder geschehen und die Krise wäre überstanden, was hätte sich verändert?*“ oder „*Wir beide wissen, dass es keine Zauberer gibt, aber wenn Sie sich vorstellen, in einem Zauberladen dürfen Sie sich drei Dinge aussuchen, die Ihnen helfen, Ihre Krise zu meistern, was würden Sie sich aussuchen?*“ (Stein, 2009)

Es wird durch die Beantwortung der Fragen deutlich, was sich verändern müsste, damit die Krise als bearbeitet oder bewältigt angesehen werden kann. Diese Technik eignet sich nicht bei traumatischen Krisen oder Traumatisierungen, sondern nur bei Lebensveränderungskrisen (Stein, 2009).

5.5.5 Innere Helfer

Fast alle Betroffenen haben Erfahrungen mit sehr unterstützenden und hilfreichen Menschen. Meist handelt es sich um fernstehende oder verstorbene Menschen, die als uneingeschränkt förderliche und glorifizierte Personen wahrgenommen wurden und nun idealisiert werden. Ebenso können geliebte Tiere, personifizierte Symbole wie ein Schutzengel oder Figuren aus der Literatur von den Betroffenen als Fürsprecher oder Beistand herbeifantasiert werden (Dross, 2001). Die Menschen werden durch die inneren Helfer gestärkt. Sie können auch zur Krisenbewältigung herangezogen werden: Was hätte er/sie in ähnlichen Situationen gemacht? Welche Eigenschaften haben sie/ihn für mich so bemerkenswert gemacht? Die Pflegefachkraft agiert hier als methodenanregende Person, die mit den Betroffenen auf die Suche geht, um einen ideellen Beistand zu finden. Diese Methode kann mit dem „Briefe-Schreiben“ kombiniert werden, indem die fiktive Person als Empfänger der Briefe eingesetzt wird.

Zusammengefasst

- Eine große Methodenvielfalt in der Krisenbegleitung erweitert die Handlungskompetenz der Pflegefachkraft und kann effektiv für die Planung der Pflegemaßnahmen eingesetzt werden.
- Die Methoden sind einfach anzuwenden, allerdings ist es wichtig, dass das richtige Assessment bzw. die passende Methode je nach Krise, Persönlichkeit der Betroffenen, Problem und Phase ausgewählt wird.
- Es gibt in der Krisenbegleitung ressourcenorientierte oder problemorientierte Assessmentinstrumente.
- Haben die Betroffenen einen schwerwiegenden Verlust erlitten, kann auf die Methode des Briefeschreibens zurückgegriffen werden, um eine Entlastung herbeizuführen.

Nachgefragt

Welche Methoden können bei traumatischen Krisen angewandt werden?

- Briefeschreiben
- Problemkuchen
- Wunderfrage
- Innere Helfer

5.6 Deeskalationsmanagement

Eine psychosoziale Krise birgt in unterschiedlichen Phasen (**Kap. 3.3**) die Gefahr der stufenweisen Zunahme von emotionalen und kognitiven Spannungen, die sich der Umwelt auch in aggressivem zwischenmenschlichen Verhalten zeigen können. Die Auswirkungen reichen von verbalen Ausbrüchen bis hin zu tätlichen Übergriffen auf Pflegende.

Diese Verhaltensweisen entwickeln sich meist stufenartig (**Abb. 5-3**), wobei jede Stufe mit einem Schwellenerlebnis verbunden ist, das die Betroffenen zur Umkehr und Besinnung aufruft. Die Schwellen sind gekoppelt an intuitives Erfahrungswissen, das dem Selbstschutz dient. Das Bewusstsein warnt durch aufrüttelnde Signale. Den Anfang nimmt die Eskalation zur Aggressivität meist durch eine subjektive Bedeutungsgebung eines Differenzerlebens. Das bedeutet, dass die Betroffenen den Umgang mit einer Differenz (Sichtweise) so erleben,

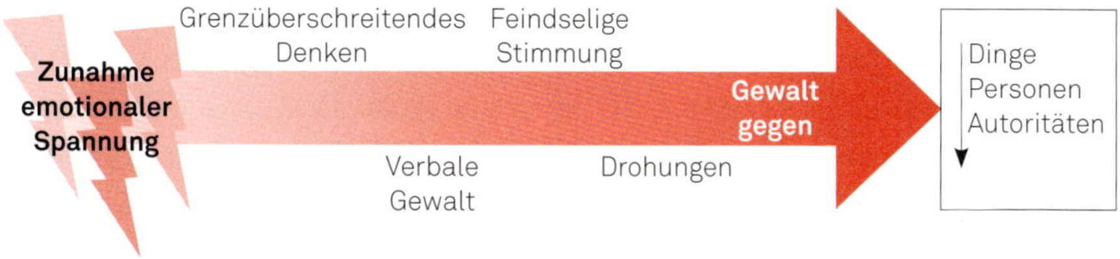

Abbildung 5-3: Stufen der Eskalation (Quelle: Eigendarstellung, modifiziert nach Stein, 2009; Rupp, 2014)

dass sie durch das Handeln eines anderen eingeschränkt werden, ihre eigenen Vorstellungen, Gefühle oder Ziele leben zu dürfen (Hippold, 2006). Beispielsweise wird ein alter Mensch von seinen Kindern zum Einzug ins Seniorenwohnheim gedrängt, obwohl er in seinem Haus bleiben möchte. Aggressionen resultieren aus einer Informationsverarbeitungsstörung. Dies bedeutet, dass die Betroffenen die Situation verzerrt oder unvollständig wahrnehmen (Hinsch & Wittmann, 2003).

Vier Gebote im Umgang mit bedrohlichen Situationen (Rupp, 2014):

1. *Drohungen ernst nehmen!* Gewalt wird meist vorher angekündigt, dies muss ernst genommen werden. Angehörige oder Klinikpersonal hatten vor dem Übergriff sehr oft Angst vor dem gewaltbereiten Menschen. Das Angstgefühl warnt vor Gefahren.
2. *Distanz nehmen und gewährleisten!* Angespannte Menschen dürfen nicht angefasst oder bedrängt werden. Die Betroffenen benötigen eine Rückzugsmöglichkeit. Pflegende sollten die Zimmertüre offenlassen bzw. sich zurückziehen, wenn sie sich gefährdet fühlen.
3. *Sicherheit durch Übermacht!* Bekommt die Pflegefachkraft die Situation nicht allein unter Kontrolle, ist es wichtig, sich Hilfe zu holen. Viel Unterstützung schafft Übermacht und Sicherheit. Dies setzt klare Signale und die Situation kann sich entschärfen.
4. *Beruhigen Sie sich und andere!* Eine bewusst leise, aber bestimmte Kommunikation ohne Beschimpfungen verhindert die Reizüberflutung der Betroffenen. Einfache und knappe Sätze ohne Verallgemeinerungen sind angebracht. Menschen, die nie geduzt wurden, werden weiterhin mit Sie angesprochen. Festgefahrene Situationen können durch Ablenkung entschärft werden, z. B. ein Themenwechsel oder ein Getränk anbieten.

Pflegende haben bei aggressiven Handlungen durch Betroffenen in den meisten Fällen nur eine Platzhalterfunktion, da die eigenen Vorstellungen und Wünsche durch den Auslöser der Krise zunichte gemacht wurden. Die Aufgabe der Pflegenden ist es, deeskalierend einzugreifen. Dies bedeutet, die Aggressionsstufen zu durchbrechen und dadurch das Aggressionsniveau zu senken. Dabei haben sich folgende grundlegende Verhaltensregeln bewährt (Fäh-Oehy & Ilkow, 2004, zitiert nach Hippold, 2006):

- zeitnahe und angemessene Reaktion
- ruhiges und sicheres Auftreten, ohne Provokation
- Sicherheit aller Beteiligten steht im Vordergrund (Bedenken von Notfallmöglichkeiten, bedrohliche Gegenstände usw.)
- Deeskalation vorerst nur durch eine Person
- Signalisierung von Sorge und Empathie
- Aufrechterhaltung von Respekt, Fairness und Aufrichtigkeit
- Betroffene nicht in die Ecke drängen
- keine Machtkämpfe
- Achtung des Selbstwertgefühls
- zielführende Kommunikation (verbal und nonverbal)
- Verhandlungsangebote bedacht gewähren
- evtl. kleine Zugeständnisse
- Verantwortung für die Betroffenen im Team „teilen“.

Pflegefachkräfte sollen in aggressiven Situationen auch eine deeskalierende verbale Kommunikation beherrschen. Die Pflegeperson soll (Bärsch & Rohde, 2012, S. 36ff.) ...

- das Gegenüber als freundlichen Menschen wahrnehmen, nicht als Feind der Pflegeperson.
- Ich-Botschaften senden.
- ihrem Gegenüber offene Fragen stellen und ehrlich nachfragen (Wer fragt, führt das Gespräch!).
- in Rapport gehen (**Kap. 5.2.4**).
- Interesse zeigen und Beziehung zum Gegenüber aufbauen.
- auf die Argumentation des Gegenübers eingehen.
- keine ironischen oder lustigen Bemerkungen machen.
- eine einfache Sprache ohne Fremdwörter bzw. Fachwörter wählen.
- sich in die Lage des Gegenübers versetzen.
- Verallgemeinerungen vermeiden, wie „man“, jeder weiß doch usw.
- die Bedürfnisse des Gegenübers erfassen und darauf eingehen.

- keine Ratschläge geben.
- das Gegenüber mit Namen ansprechen.
- keinesfalls das Gegenüber unterbrechen.

Zusammengefasst

- Eine empathische und positive Einstellung den Betroffenen gegenüber schafft eine deeskalierende Basis.
- Das Sich-Hineinversetzen in die Situation des Gegenübers und der Blick aus der Metaebene helfen der Pflegefachkraft, die oft unverständlichen Reaktionen nachzuvollziehen.
- Aggressive Verhaltensweisen dürfen keine persönliche Kränkung der Pflegenden auslösen.
- Pflegefachkräfte treten den Betroffenen unvoreingenommen gegenüber.
- Pflegende müssen deeskalierende Techniken und grundlegende Verhaltensweisen bei Aggressivität beherrschen.

Nachgefragt

Welche Kommunikationstechnik kann deeskalierend wirken?

- Gegenüber mit Namen ansprechen
- Ich-Botschaften senden
- Das Gegenüber ausreden lassen
- Lustige und spaßige Bemerkungen

5.7 Psychohygienische Intervention/Entlastungsgespräch

> „Unter Psychohygiene werden alle die Maßnahmen verstanden, die zum Erhalt des psychischen Gleichgewichts führen, indem Probleme, emotionale Reaktionen, unangebrachte Verhaltensweisen oder Momente der Überforderung zur Sprache gebracht und reflektiert werden, [...]" (Hülshof, 2017, S. 106).

Das Aufgabenfeld der pflegerischen Krisenintervention hat erhebliches Belastungspotenzial. Demzufolge können außerordentlich schwere Krisenereignisse spezielle psychohygienische Maßnahmen bei Pflegenden erforderlich machen (**Kap. 1.6**). Eine besondere Gefährdung liegt bei extrem entstellenden Verletzungen, Suizid- oder Gewalthandlungen von Krisenbetroffenen, persönliche Bekanntschaft Schwerverletzter usw. vor. Um diesen Anforderungen gerecht zu werden und handlungsfähig zu bleiben, setzt die Handlungskompetenz, ein professionelles Arbeitsumfeld und Psychohygiene voraus. Ohne Psychohygiene bestünde die Gefahr der sekundären Traumatisierung durch das Arbeiten mit Primäropfern (**Kap. 1.6**) (Hausmann, 2019).

In der Krisenbegleitung arbeitende Menschen sollen zum Ausgleich auf bewährte persönliche Bewältigungsstrategien zurückgreifen. Beispiele sind hierzu: Sport treiben, den Hobbys nachgehen, Tagebuch führen, etwas mit Menschen unternehmen oder erholsame Spaziergänge machen (Karutz, 2014). Allerdings ist kein Mensch vor extremer Überlastung geschützt. So berichten Pflegende nach sehr kritischen Ereignissen oft über Symptome wie Konzentrationsstörungen, Gereiztheit, Nervosität, Schlafstörungen, ungewöhnliche körperliche Erschöpfung und anderen Reaktionen. Pflegende benötigen psychische Unterstützung, um das Auftreten dieser Symptomatik zu vermeiden.

Chronische Überlastung und Stress gepaart mit unzureichenden Erholungsphasen können zu Erschöpfungszuständen und Belastungsreaktionen führen. Hiervon sind sehr oft helfende Berufe betroffen. Charakteristische Anzeichen sind z. B. chronische Müdigkeit, abnehmendes Mitgefühl, Verlust der Regenerationsfähigkeit und Ausgelaugt-Sein (Raddatz & Peschers, 2007).

Manchmal besteht die Notwendigkeit, mit Außenstehenden über die psychische Belastung zu sprechen, allerdings bietet meistens ein Gespräch unter Kolleginnen und Kollegen eine ausreichende und zielführende Entlastung.

Das kollegiale Entlastungsgespräch

Diese Methode basiert auf dem Defusing-Konzept von Everly und Mitchell (2002) (breit implementiertes System zur psychologischen Stabilisierung nach kritischen Ereignissen/Critical Incident Stress Management – CISM) und wurde für Pflegende von Hausmann (2019) adaptiert.

Gesprächsplanung: Der Zeitpunkt des ersten Gesprächs liegt bereits Stunden nach dem belastenden Ereignis mit den betroffenen Pflegefachkräften und erfahrenen/vertrauenswürdigen Kolleginnen und Kollegen an einem ungestörten Ort, mit einem Zeitrahmen von 10–20 Minuten.

Zielsetzung: Es sollen eine emotionale und gedankliche Stabilisierung und Normalisierung der individuellen Reaktionen erreicht werden.

Ablauf: Fragen – Zuhören – Besprechen.

1. *Exploration der Fakten:* „Was ist passiert? Erzähl mir!" Es wird gefragt bis jede/jeder ein Bild über das Ereignis bzw. den Ablauf hat. Wichtig ist, dass die betroffenen Pflegenden das Ereignis direkt in Worte fassen.
2. *Exploration der Reaktion:* „Wie geht es Dir jetzt?", „Was geht in deinem Kopf vor?" Emotionen ausdrücken lassen, nur zuhören und nicht diskutieren.
3. *Normalisierung und nächste Schritte:* Die Reaktionen normalisieren und das Besondere der Situation hervorheben. Die nächste Zeit besprechen: „Was hättest Du jetzt gerne?", „Wie können wir Dir weiterhelfen?" Bewältigungsmöglichkeiten besprechen und weitere Unterstützung anbieten bzw. planen.

Durch die Betonung des Besonderen hilft das Gespräch den Pflegenden, zur rationalen Informationsverarbeitung zurückzukehren und die eigene Reaktion mit dem Berufsbild wieder in Einklang zu bekommen. Die Auswirkungen solcher Ereignisse können Tage anhalten und dann von selbst abklingen. Bewältigungsstrategien und die Vermeidung von starken Belastungen in den nächsten Tagen unterstützen die Verarbeitungsprozesse. Eine Dienstfreistellung ist nicht indiziert, es sollte zur Routine zurückgekehrt werden. Bei anhaltender Stressbelastung ist eine weiterführende professionelle Hilfe angezeigt, beispielsweise eine Psychotherapie (Hausmann, 2019).

Zusammengefasst

- Psychohygiene umfasst alle Maßnahmen zur Wiederherstellung und zum Erhalt der psychischen Gesundheit der Pflegenden.
- Bewährte persönliche Bewältigungsstrategien entlasten Menschen, die in der Krisenbegleitung arbeiten.
- Nach kritischen Ereignissen berichten Pflegende oft von belastenden Symptomen.
- Chronische Überlastung und Stress, gepaart mit unzureichenden Erholungsphasen können zu Erschöpfungszuständen und Belastungsreaktionen führen.
- Ein kollegiales Entlastungsgespräch bringt meistens eine ausreichende und zielführende psychische Unterstützung für helfende Berufe.

Nachgefragt

Welche Aussage zum kollegialen Entlastungsgespräch ist falsch?

- Es werden Fakten und Reaktionen exploriert.
- Es werden Besonderheiten der Situation hervorgehoben.
- Reaktionen werden normalisiert.
- Am Ende des Gesprächs wird die Dauer der Dienstfreistellung festgelegt.

6 Zusammenfassung

Jeden Menschen kann in jedem Alter und zu jeder Zeit eine psychosoziale Krise treffen. Kritische Lebensumstände oder schicksalshafte Ereignisse bewirken den Verlust des seelischen Gleichgewichts eines Menschen. Bewältigen die Betroffenen diese Lebenssituation nicht, weil diese beispielsweise wichtige Lebensziele zunichtemacht, besteht die Gefahr, in eine psychosoziale Krise zu kommen. Krisenauslöser können durch Lebensveränderungen, z. B. durch eine chronische Krankheit, einen Umzug in das Seniorenwohnheim oder Gebrechlichkeit entstehen oder traumatischer Natur sein, beispielsweise der plötzliche Tod eines Kindes, Verlust des Arbeitsplatzes oder lebensbedrohliche Erkrankung (Sonneck et al., 2016; Hülshoff, 2017; Stein, 2009; Dross, 2001).

In diesen Situationen fungieren Pflegefachkräfte sehr oft als Ansprechpartnerinnen/Ansprechpartner und Krisenbegleiterinnen/Krisenbegleiter, vor allem, wenn der Auslöser der Krisensituation die Betroffenen in einer Klinik oder einem Seniorenwohnheim trifft oder wenn das krisenauslösende Ereignis die Person dorthin führt. Es ist essenziell, die Verläufe und die pflegerischen Interventionsmöglichkeiten beider Krisen zu kennen, damit die Maßnahmen phasengerecht eingesetzt werden können.

Die Berufsgruppe der Pflegefachkräfte steht in diesen Situationen mit dem größten zeitlichen Umfang am Bett der Patientinnen und Patienten und ist die erste Ansprechperson. In der Langzeitpflege stellen Pflegende meist sogar den einzigen menschlichen Kontakt dar (Abt-Zegelin, 2013). Aus diesem Grund ist die Kenntnis der psychischen und physischen Symptome einer psychosozialen Krise für die Pflegefachkräfte von Bedeutung, da sie bei den Betroffenen Ängste und bei den Pflegenden Unsicherheiten hervorrufen können.

Ein Merkmal der psychosozialen Krise ist die temporäre Eingrenzung, die sich ungefähr über sechs Wochen hinziehen kann. Auch das Wissen über Bewältigungsmöglichkeiten in Krisensituationen ist für die pflegerische Arbeit entscheidend, da die Pflegefachkräfte die Betroffenen beispielsweise bei der Suche nach Copingstrategien und Ressourcen unterstützen können. Ressourcenorientierte Assessmentinstrumente bieten hier Hilfestellungen. Des Weiteren ist es für die Pflegefachkräfte wichtig, eine psychosoziale Krise von einem psychiatrischen Notfall unterscheiden zu können, da die Interventionen sich drastisch unterscheiden und bei einem psychiatrischen Notfall sofort Handlungsbedarf besteht. Im Gegensatz ist eine psychosoziale Krise niemals eine Krankheit (Kunz et al., 2009).

Unbearbeitete Krisen bergen ein erhebliches Gefährdungspotenzial. Dies kann sich in Chronifizierung, Suchmittelmissbrauch, Krankheiten und suizidalem Verhalten niederschlagen. Die Pflegefachkräfte müssen durch Fach- und Handlungskompetenzen suizidale Krisen erkennen und Hilfsmöglichkeiten einleiten können. Allerdings sind hierbei spezielle Qualifikationen notwendig. Auch aggressives Verhalten oder Gewalthandlungen gegenüber anderen können Ausdruck einer unbearbeiteten Krise sein (Cullberg, 2008).

Eine wichtige Aufgabe der Pflegenden ist die Einschätzung und das Erkennen des Gefährdungspotenzials und die Einleitung adäquater Maßnahmen. Dies ist für die Pflegefachkräfte in der Krisenbegleitung ein verantwortungsvoller und schwieriger Prozess, der viel Aufmerksamkeit und Empathie erfordert. Ein sehr wichtiges Ziel ist die Abwendung zusätzlicher Schäden und Probleme von den Betroffenen und ihnen Nahestehenden, um den Übergang zum psychiatrischen Notfall zu verhindern. Zudem ist es notwendig, Handlungen und Warnsignale, die eine akute Gefahr darstellen, zu erkennen und von mittel- und längerfristigen Gefährdungen zu trennen. Eine gute Einschätzung des Gefährdungspotenzials stellt eine präventive Maßnahme für suizidale Handlungen dar.

Eine interdisziplinäre Kooperation ist für die Betroffenen die größtmögliche Unterstützung, da dann alle Beteiligten annähernd gleiches Wissen über die Betroffenen und den Stand von deren Krise haben und folglich die Intervention Hand in Hand erfolgen kann. Die Begleitung ist bestenfalls lückenlos und durchgeplant. Dies erfordert von allen Beteiligten ein gutes theoretisches Hintergrundwissen zu Krisenkonzepten und Interventionsmöglichkeiten ebenso wie eine akkurate Abstimmung der Tätigkeitsschwerpunkte und eine exakte Dokumentation (Wolf et al., 2004).

Um für alle „Gesichter" einer psychosozialen Krise gewappnet zu sein, empfiehlt es sich, permanent an Metaqualifikationen und Standards zu arbeiten. So sind vielfältige Methoden und ihr flexibler Einsatz ebenso wie Deeskalationsmanagement und Akutintervention in schwierigen Situationen Elemente, die die

Lage entschärfen und die Professionalität und Kompetenz der Pflegefachkräfte für Außenstehende deutlich machen. Voraussetzung für jede pflegerische Intervention ist das Wissen um eine intensive und gefestigte patientenorientierte Beziehung.

Nicht nur die Patientinnen und Patienten können in Krisen geraten, sondern auch die Helfenden sind vor psychosozialen Krisen nicht gefeit. Das Belastungspotenzial kann bei schwerwiegenden Ereignissen oder bei Menschen, die der betreuenden Pflegekraft sehr nahestehen, eine eigene Bewältigung unmöglich machen. Hier bietet sich die Hilfe durch Kolleginnen und Kollegen an, die mit der betroffenen Pflegefachkraft ein Entlastungsgespräch führen. Es geht hier um eine kollegiale Begleitung, in der mit viel Verständnis auf Augenhöhe kommuniziert wird (Hausmann, 2019).

In Krisen verstärkt sich der Wunsch der Betroffenen nach Krisenbegleitung und professionellen Gesprächen. Den Menschen auf der Grundlage von Caring Hoffnung zu vermitteln und durch aktives Zuhören die Hilfe zur Selbsthilfe zu aktivieren, das sind Fähigkeiten, über die Pflegefachkräfte verfügen sollten, um die Betroffenen optimal zu unterstützen. Eine ausgezeichnete Durchführung, Flexibilität und geeignete Methoden in der Krisenintervention stehen natürlich eng mit den Kompetenzen der behandelnden Pflegefachkräfte und einer funktionierenden interdisziplinären Kooperation in Zusammenhang.

Das erhebt zum einen die Forderung nach geplanten Pflegemaßnahmen zur Krisenintervention, um diese im Pflegeprozess sichtbar zu machen. Zum anderen müssen sich Pflegefachkräfte das theoretische Wissen und die praktischen Fähigkeiten aneignen, um sämtliche Maßnahmen professionell einzusetzen und anzuwenden. Eine phasenspezifische Intervention setzt eine kontinuierliche Beobachtung und Dokumentation der Krisenphasen voraus. Nur dadurch kann die Krisenbegleitung als professionelle pflegerische Tätigkeit wahrgenommen und anerkannt werden.

Auch für eine spätere positive Bewertung der Krise durch die Betroffenen sind professionell gesetzte Maßnahmen und eine adäquate Kommunikation der Pflegenden unumgänglich. Die Pflegefachkraft soll die Betroffenen dazu ermutigen, der Realität gegenüberzutreten und ihnen helfen, jegliche Emotionen zuzulassen. Zudem muss durch die Pflegefachkräfte Unterstützung gewährleistet werden, um die Probleme der Betroffenen zu ordnen bzw. zu lösen. Diesbezüglich ist eine Abbildung der Kompetenzen seitens der pflegerischen Krisenintervention unbedingt notwendig. Dann können die Betroffenen darin unterstützt werden, in einer psychosozialen Krise nicht nur die Gefahr, sondern auch die schlummernde Chance zu erkennen.

Literatur

Abt-Zegelin, A. (2013). Pflege ist Kommunikation. *Die Schwester Der Pfleger, 52*(7/13), 636–639.

Aguilera, D. (2000). *Krisenintervention. Grundlagen – Methoden – Anwendungen.* Bern: Hans Huber.

Antonowsky, A. (1991). Meine Odyssee als Stressforscher. In: Jahrbuch für kritische Medizin, 17 Jg., Argument Sonderband 196, S. 112–130.

Bärsch, T. & Rohde, M. (2012). *Kommunikative Deeskalation. Praxisleitfaden zum Umgang mit aggressiven Personen im privaten und beruflichen Bereich.* Norderstedt: Books on Demand GmbH.

Batra, A., Wassmann, R. & Buchkremer, G. (2013). *Verhaltenstherapie. Grundlagen – Methoden – Anwendungsgebiete.* Stuttgart: Thieme Verlagsgruppe.

Beck, U. (1986). *Risikogesellschaft. Auf dem Weg in eine andere Moderne.* Frankfurt am Main: Suhrkamp Verlag.

Berger, P. & Riecher-Rössler, A. (2004). Definition der Krise und Krisenassessment – Grundlagen der effektiven Krisenintervention in der Psychiatrie. In A. Riecher-Rössler, P. Berger, A.T. Yilmaz & R.-D. Stieglitz (Hrsg.), *Psychiatrisch-psychotherapeutische Krisenintervention. Grundlagen Techniken Anwendungsgebiete* (S. 19–47). Göttingen: Hogrefe.

Brossi, R. (2006). Krisenintervention. In J. Eckert, E.-M. Biermann-Ratjen & D. Höger (Hrsg.), *Gesprächspsychotherapie. Ein Lehrbuch für die Praxis* (S. 373–393). Heidelberg: Springer Medizin Verlag.

Call, J. (2000). Geleitwort – Krisenintervention. In D. Aguilera (Hrsg.), *Krisenintervention* (S. 13–16). Bern: Hans Huber.

Caplan, G. (1964). *Principles of Preventive Psychiatry.* New York: Basic Books.

Ciompi, L. (2000). Krisentheorie heute – eine Übersicht. In U. Schnyder & J.-D. Sauvant (Hrsg.), *Krisenintervention in der Psychiatrie* (S. 12–26). Bern: Hans Huber.

Cullberg, J. (2008). *Krise als Entwicklungschance.* Gießen: Psychosozial-Verlag.

Cullberg, J. (1978). Krisen und Krisentherapie. *Psychiatrische Praxis, 5*, S. 25–34.

D'Amelio, R. (2010). *Krise und Krisenintervention.* Homburg: Uniklinikum des Saarlandes. Zugriff am 30. März 2020 unter http://www.uniklinikum-saarland.de/fileadmin/UKS/Einrichtungen/Kliniken_und_Institute/Medizinische_Kliniken/Innere_Medizin_IV/Patienteninfo/Psychologe/KriseninterventionSTUDIENBRIEF.pdf

Deutschmann-Barth, A.-K. (2002). *Ambulante und stationäre Krisenintervention bei Kindern und Jugendlichen.* Tübingen: Eberhard-Karls-Universität Tübingen. Zugriff am 25. April 2020 unter https://publikationen.uni-tuebingen.de/xmlui/bitstream/handle/10900/44335/pdf/diss.pdf?sequence=1&isAllowed=y

Dross, M. (2001). *Krisenintervention.* Göttingen: Hogrefe.

Erikson, E.H. (1966). *Identität und Lebenszyklus.* Frankfurt am Main: Suhrkamp Verlag.

Ermann, M. (2007). *Psychosomatische Medizin und Psychotherapie. Ein Lehrbuch auf analytischer Grundlage*. Stuttgart: Kohlhammer Verlag.

Everly, G. & Mitchell, J. (2002). *CISM – Stressmanagement nach kritischen Ereignissen*. Wien: Facultas.

Folkman, S. & Lazarus, R. (1985). If it changes it must be a process: Study of emotion and coping during three stages of a college examination. *Journal of Personality and Social Psychology, 48*, 150–170. https://doi.org/10.1037/0022-3514.48.1.150

Freud, A. (1984). *Das Ich und die Abwehrmechanismen*. Frankfurt am Main: Fischer Taschenbuch Verlag GmbH.

Gendlin, E. (1998). *Focusing*. Reinbek bei Hamburg: Rowohlt Verlag.

Gerrig, R. & Zimbardo, P. (2008): *Psychologie* (18. Auf.). München: Pearson Deutschland GmbH.

Gordon, T. (1996). *Managerkonferenz*. München: Wilhelm Heyne Business Verlag.

Grunst, S. & Sure, U. (2006). *Neurologie Psychiatrie*. München: Elsevier GmbH.

Hall, E. (2005). Erleben von Eltern, deren Kind schwer erkrankt ist. In J. Ihle (Hrsg.), *Pflegerische Krisenintervention* (S. 73–75). Wien: Facultas.

Hausmann, C. (2019). *Psychologie und Kommunikation für Pflegeberufe*. Wien: Facultas.

Hausmann, C. (2014). *Kommunikation in der Pflege. Grundlagen für die Praxis*. Wien: Facultas.

Heim, E. (1986). Krankheitsauslösung – Krankheitsverarbeitung. E. Heim & J. Willi (Hrsg.), *Psychosoziale Medizin – Gesundheit und Krankheit in bio-psycho-sozialer Sicht, Bd. 2: Klinik und Praxis* (S. 343–390). Berlin: Springer Verlag.

Herder, B. (2005). Kommunikative Kompetenz als Komponente beruflicher Handlungskompetenz im Berufsfeld Pflege. *Unterricht Pflege, 10*(4), 2–10.

Hinsch, R. & Wittmann, S. (2003). *Soziale Kompetenz kann man lernen*. Weinheim, Basel, Berlin: Beltz Verlag.

Hippold, I. (2006). Aggressionsmanagement – Deeskalationsstrategien. In M. Grassmann, W. Marschall & J. Utschakowski (Hrsg.), *Psychiatrische Gesundheits- und Krankenpflege. Mental health care* (S. 183–186). Heidelberg: Springer Medizin Verlag.

Hülshoff, T. (2017). *Psychosoziale Intervention bei Krisen und Notfällen*. München: Ernst Reinhardt Verlag.

Ihle, J. (2008). *Pflegerische Krisenintervention. Forschungsergebnisse – Unterrichtskonzepte – Bearbeitung von Fallbeispielen*. Wien: Facultas.

Institut für berufliche Weiterbildung GmbH (IBW). (2015). *Mentaltrainer/in. Neurolinguistisches Programmieren. Studienordner 2. Nummer 2122.*

Jacobsen, G. (1980). Crisis Theory. *New Directions of Mental Health, 6*, S. 1.

Jacobsen, G., Stricker, M. & Marley, W.E. (1968). Generic and individual approaches to crisis intervention. *American Journal of Public Health*, S. 339.

Kalisch, R. (2017). *Der resiliente Mensch. Wie wir Krisen erleben und bewältigen*. Berlin: Piper.

Karutz, H. (2014). Hilfen für Helfer. In M. Jenki, N. Ellebrecht & S. Kaufmann (Hrsg.), *Organisation und Experten des Notfalls* (S. 145–169). Berlin: LIT Verlag.

Kast, V. (2017). *Der schöpferische Sprung. Vom therapeutischen Umgang mit Krisen*. Ostfildern: Patmos Verlag.

Koller, P. (1991). Family crisis and coping strategies during illness crisis. *Clinical Issues in Critical Care Nursing, 7*, 338–345.

Kuhlmann, B. (2002). Die Situation von Angehörigen auf einer Intensivstation. *Intensivpflege, 10*, 250–255. https://doi.org/10.1055/s-2002-35444

Kunz, S., Scheuermann, U. & Schürmann, I. (2009). *Krisenintervention. Ein fallorientiertes Arbeitsbuch für die Praxis und Weiterbildung*. Weinheim, München: Juventa Verlag.

Langfeldt-Nagel, M. (2004). *Gesprächsführung in der Altenpflege. Ein Lehrbuch*. München: Ernst Reinhardt Verlag. https://doi.org/10.2378/9783497017201

Lasogga, F. & Gasch, B. (2011). *Notfallpsychologie*. Berlin, Heidelberg, New York: Springer Verlag. https://doi.org/10.1007/978-3-642-15308-2

Lindner, K. (2009). *Krise als Chance – Depression als Weg. Krisenmanagement als Hilfsansatz der Sozialarbeit*. Marburg: Tectum Verlag.

Mentzos, S. (2005). *Neurotische Konfliktverarbeitung. Einführung in die psychoanalytische Neurosenlehre unter Berücksichtigung neuer Perspektiven*. Frankfurt am Main: Geist und Psyche Fischer.

Metaqualifikation. (2015). In *Wirtschaftslexikon*. Costa del Este (Panama): Wirtschaftslexikon. Zugriff am 1. November unter www.wirtschaftslexikon.co/d/metaqualifikation/metaqualifi kation.html

Metzing, S. (2003). Ohne Familie geht es nicht. Die Bedeutung von Angehörigen für Patienten auf der Intensivstation. In P. Nydahl & G. Bartoszek (Hrsg.), *Basale Stimulation. Neue Wege in der Pflege Schwerstkranker* (S. 270–282). München: Urban und Fischer Verlag.

Niederberger-Burgherr, J. (2007). *Telenursing/Telepflege – Über das Videotelefon in direkter Verbindung*. Zugriff am 24. August 2018 unter https://www.careum-weiterbildung.ch/angebot/pdf/Telepflege07.pdf

Nikendei, A. (2017). *Psychosoziale Notfallversorgung. Praxisbuch Krisenintervention*. Edewecht: Stumpf und Kossendey GmbH.

Ortiz-Müller, W., Scheuermann, U. & Gahleitner, S. B. (Hrsg.). (2010). *Praxis Krisenintervention. Handbuch für helfende Berufe: Psychologen, Ärzte, Sozialpädagogen, Pflege- und Rettungskräfte*. Stuttgart: Kohlhammer Verlag.

Overbeck, G. (1984). *Krankheit als Anpassung. Der sozio-psychosomatische Zirkel*. Frankfurt/M: Suhrkamp.

Pöldinger, W. (1968). Stadien der suizidalen Entwicklung nach Pöldinger. In S. Grunst & U. Sure (Hrsg.), *Neurologie Psychiatrie* (S. 472–473). München: Elsevier GmbH.

Raddatz, G. & Peschers, B. (2007). *Burnoutprävention in der Pflegeausbildung*. München: Elsevier GmbH.

Riecher-Rössler, A., Berger, P., Wernicke, F. & Stieglitz, R.-D. (2004). Stationäre Krisenintervention – Das Basler Modell am Allgemeinspital. In A. Riecher-Rössler, P. Berger, A. T. Yilmaz & R.-D. Stieglitz (Hrsg.), *Psychiatrisch-psychotherapeutische Krisenintervention. Grundlagen Techniken Anwendungsgebiete* (S. 58–69). Göttingen: Hogrefe.

Riecher-Rössler, A., Berger, P., Yilmaz, A. T. & Stieglitz, R.-D. (Hrsg.). (2004). *Psychiatrisch-psychotherapeutische Krisenintervention. Grundlagen Techniken Anwendungsgebiete*. Göttingen: Hogrefe.

Ringel, E. (1953). *Der Selbstmord. Abschluss einer krankhaften Entwicklung*. Düsseldorf: Maudrich.

Rupp, M. (2014). *Basiswissen: Psychiatrische Krisenintervention*. Köln: Psychiatrie-Verlag GmbH.

Rupp, M. (2017). *Notfall Seele. Ambulante Notfall- und Krisenintervention in der Psychiatrie und Psychotherapie*. Stuttgart, New York: Thieme Georg Verlag.

Scharlau, C. & Rossie, M. (2012). *Gesprächstechniken*. Freiburg im Breisgau: Haufe-Lexware.

Scheerer, H. (2011). *Endlich erfolgreich miteinander sprechen*. Offenbach: Gabal Verlag.

Schmid, P. (n. d.). *Personenzentrierte Psychotherapie*. Wien: Institut für personzentrierte Studien. Zugriff am 5. August 2018 unter www.apg-ips.at/upload/artikel/schmid%20in%20sluneckosonneck.pdf

Schmidt, G. (2010). Den Albtraum beenden – Krisenintervention nach akuten Traumatisierungen. In W. Ortiz-Müller, U. Scheuermann & S. B. Gahleitner (Hrsg.), *Praxis Krisenintervention. Handbuch für helfende Berufe: Psychologen, Ärzte, Sozialpädagogen, Pflege- und Rettungskräfte* (S. 273–293). Stuttgart: Kohlhammer Verlag.

Schnell, M. & Wetzel, H. (1999). Krisenintervention und -therapie. In R. Asanger & G. Wenninger (Hrsg.), *Handwörterbuch Psychologie* (S. 371–376). Weinheim: Psychologie Verlagsunion.

Schnyder, U. & Sauvant, J.-D. (Hrsg.). (2000). *Krisenintervention in der Psychiatrie*. Bern: Hans Huber.

Schwäbisch, L. & Siems, M. (1996). *Anleitung zum sozialen Lernen für Paare, Gruppen und Erzieher.* Reinbek bei Hamburg: Rowohlt Verlag.

Sears, S. R., Stanton, A. L. & Danoff-Burg, S. (2003). The yellow brick road and the emerald city: Benefit finding, positive reappraisal coping and posttraumatic growth in women with early-stage breast cancer. *Health Psychology, 22*(5), 487–497. https://doi.org/10.1037/0278-6133.22.5.487

Shipside, S. (2009). *Effektiv kommunizieren. Wie Sie sich verständlicher mitteilen und besser zuhören.* Offenbach: Gabal Verlag.

Smoliner, H. (n.d.). *Einführung in die Krisenberatung und Krisenbegleitung Teil 1.* Feldkirchen: Schulpsychologie – Bildungsberatung Feldkirchen. Zugriff am 20. Februar 2018 unter http://www.schulpsychologie.at/schuelerberatung/lehrgang/M5-krisenberatung_I.pdf

Sonneck, G., Kapusta, N., Tomandl, G. & Voracek, M. (Hrsg.). (2016). *Krisenintervention und Suizidverhütung.* Wien: Facultas.

Stangl, W. (2020). *Resilienz.* Emmendingen: Online Lexikon für Psychologie und Pädagogik. Zugriff am 11. Mai 2020 unter https://lexikon.stangl.eu/593/resilienz/

Stefanoni, S. & Alig, B. (2009). *Pflegekommunikation. Gespräche im Pflegeprozess.* Bern: Hans Huber.

Stein, C. (2009). *Spannungsfelder der Krisenintervention. Ein Handbuch für die psychosoziale Praxis.* Stuttgart: Kohlhammer Verlag.

Swanson, K. M. (1991). Empirical development of a middle range theory of caring. *Nursing Research, 40*(3), 161–166. https://doi.org/10.1097/00006199-199105000-00008

Swanson, K. M. (1993). Nursing as informed caring for the well-being of others. *Journal of Nursing Scholarship, 25*(4), 352–357. https://doi.org/10.1111/j.1547-5069.1993.tb00271.x

Tennen, H. & Affleck, G. (2002). Benefit-finding and benefit-reminding. In C. R. Snyder & S. J. Lopez (Eds.), *Handbook of positive psychology* (pp. 584–597). Oxford: University Press.

Tewes, R. (2010). *Wie bitte? Kommunikation in Gesundheitsberufen.* Berlin, Heidelberg: Springer Verlag. https://doi.org/10.1007/978-3-642-12558-4

Ulich, D. (1987). *Krise und Entwicklung. Zur Psychologie der seelischen Gesundheit.* München, Weinheim: Psychologie Verlagsunion.

van Riet, N. & Wouters, H. (2002). *Case Management.* Luzern: Verlag für Soziales und Kulturelles.

Wedler, H. (2007). Krisenintervention im Allgemeinkrankenhaus. Crisis Intervention in General Hospitals. *Psychotherapie, 12*(12/2), 307–313.

Wedler, H. (2018). *Präsuizidales Syndrom.* Bonn: socialnet. Das Netz für die Sozialwirtschaft. Zugriff am 15. Juli 2020 unter https://www.socialnet.de/lexikon/Praesuizidales-Syndrom

Welk, I. (2015). *Mitarbeitergespräche in der Pflege.* Berlin: Springer Verlag. https://doi.org/10.1007/978-3-662-48101-1

Wilkening, K. (1998). *Wir leben endlich: zum Umgang mit Sterben, Tod und Trauer.* Göttingen: Vandenhoeck & Ruprecht.

Wingchen, J. (2014). *Kommunikation und Gesprächsführung für Pflegeberufe: Ein Lehr- und Arbeitsbuch. Grundlagen & Umsetzung. Modelle & Strategien. Für Lehre & Praxis.* Hannover: Schlütersche Verlagsgesellschaft.

Wingchen, J. (2006). *Kommunikation und Gesprächsführung für Pflegeberufe. Ein Lehr- und Arbeitsbuch.* Hagen: Brigitte Kunz Verlag.

Wingchen, J. (2004). *Geragogik.* Hagen: Brigitte Kunz Verlag.

Wolf, K., Bödecker, E., Celenk, T. & Berger, P. (2004). Interdisziplinäre Behandlung in der stationären Krisenintervention. In A. Riecher-Rössler, P. Berger, A. T. Yilmaz & R.-D. Stieglitz (Hrsg.), *Psychiatrisch-psychotherapeutische Krisenintervention. Grundlagen Techniken Anwendungsgebiete* (S. 69–80). Göttingen: Hogrefe.

Zeller-Forster, F. (1998). Krise. In S. Käppeli (Hrsg.), *Pflegekonzepte. Phänomene im Erleben von Krankheit und Umwelt. Band 1* (S. 42–65). Bern: Hans Huber.

Weiterführende Literatur

Asanger, R. & Wenniger, G. (Hrsg.). (1999). *Handwörterbuch der Psychologie*. Weinheim: Psychologie Verlagsunion.

Bruno, T., Adamczyk, G. & Gessner, M. (2012). *Menschen einschätzen und überzeugen*. Freiburg im Breisgau: Haufe-Lexware.

Bundeskanzleramt. (2015). *Gesamte Rechtsvorschrift der Gesundheits- und Krankenpflege-Weiterbildungsverordnung*. Wien: Bundesministerium für Digitalisierung und Wirtschaftsstandort. Zugriff am 1. August 2019 unter https://www.ris.bka.gv.at/GeltendeFassung.wxe?Abfrage=Bundesnormen&Gesetzesnummer=20005140

Gaßmann, M., Marschall, W. & Utschakowski, J. (Hrsg.). (2006). *Psychiatrische Gesundheits- und Krankenpflege*. Heidelberg: Springer Medizin Verlag. https://doi.org/10.1007/3-540-31705-8

Giernalczyk, T. & Doll, H. (2010). Fortbildung für KrisenhelferInnen. In W. Ortiz-Müller, U. Scheuermann & S. Gahleitner (Hrsg.), *Praxis Krisenintervention. Handbuch für helfende Berufe: Psychologen, Ärzte, Sozialpädagogen, Pflege- und Rettungskräfte* (S. 88–97). Stuttgart: Kohlhammer Verlag.

Gordon, T. (1999). *Patientenkonferenz. Ärzte und Kranke als Partner*. München: Wilhelm Heyne Business Verlag.

Hausmann, C. (2011): Entlastungsgespräche unter KollegInnen nach kritischen Ereignissen – ein Konzept für Pflegepersonen. *Journal für Psychologie*, *19*(3), 1–14. Verfügbar unter https://www.journal-fuer-psychologie.de/index.php/jfp/article/view/98/44

Hildenbrand, B. & Welter-Enderlin, R. (2006). *Resilienz – Gedeihen trotz widriger Umstände*. Heidelberg: Carl-Auer Verlag.

Hüpper, C. & Hellige, B. (2009). *Professionelle Pflegeberatung und Gesundheitsförderung für chronisch Kranke*. Frankfurt am Main: Mabuse Verlag.

Käppeli, S. (Hrsg.) (2000). *Pflegekonzepte Band 3 – Phänomene im Erleben von Krankheiten und Umfeld*. Bern: Huber.

Käppeli, S. (Hrsg.) (1999). *Pflegekonzepte Band 2 – Phänomene im Erleben von Krankheiten und Umfeld*. Bern: Huber.

Käppeli, S. (Hrsg.) (1998). *Pflegekonzepte Band 1 – Phänomene im Erleben von Krankheiten und Umfeld*. Bern: Huber.

Peplau, H. (2009). *Zwischenmenschliche Beziehungen in der Pflege* (2. Aufl.). Bern: Huber.

Rupp, M. (2010). Umgang mit gewalttätigen Patienten – Prinzipien der Deeskalation. In W. Ortiz-Müller, U. Scheuermann & S. B. Gahleitner (Hrsg.), *Praxis Krisenintervention. Handbuch für helfende Berufe: Psychologen, Ärzte, Sozialpädagogen, Pflege- und Rettungskräfte* (S. 294–307). Stuttgart: Kohlhammer Verlag.

Schuchardt, E. (2013). *Warum gerade ich? Leben lernen in Krisen. Fazit aus 2000 Lebensgeschichten.* Göttingen: Vandenhoeck & Ruprecht.

Schwarz-Govaers, R. (2005). *Subjektive Theorien als Basis von Wissen und Handeln. Ansätze zu einem handlungstheoretisch fundierten Pflegedidaktikmodell.* Bern: Hans Huber.

Stein, C. & Kapitany, T. (2015). Suizidprävention im Alter. In Bundesministerium für Gesundheit (Hrsg.), *Suizid und Suizidprävention in Österreich. Basisbericht 2014.* Wien: Bundesministerium für Gesundheit.

Psychiatrische Pflege im Hogrefe Verlag

Lehrbuch/Praxishandbuch

Hell, D., Endrass, J., Vontobel, J. & Schnyder, U. (2011). *Kurzes Lehrbuch der Psychiatrie. Das Basiswissen mit Repetitoriumsfragen* (3. Aufl.). Bern: Huber.

Hömberg, R. (2006). *Psychosomatik kompakt. Kurzlehrbuch für Pflege- und Gesundheitsberufe* (2. Aufl.). Bern: Huber.

Sauter, D., Abderhalden, C., Needham, I. & Wolff, S. (Hrsg.). (2011). *Lehrbuch Psychiatrische Pflege* (3. Aufl.). Bern: Hogrefe.

Schädle-Deininger, H. & Wegmüller, D. (2017). *Psychiatrische Pflege. Kurzlehrbuch und Leitfaden für Weiterbildung, Praxis und Studium* (3. Aufl.). Bern: Hogrefe. https://doi.org/10.1024/85611-000

Smith, G. (2018). *Psychiatrische Pflege – auf einen Blick. Psychische Gesundheit erhalten und fördern.* Bern: Hogrefe. https://doi.org/10.1024/85769-000

Kaufmann-Mall, K. (2016). *Psychologie und Psychiatrie kompakt. Basiswissen für Pflege- und Gesundheitsberufe*. Bern: Hogrefe.

Gerontopsychiatrische Pflege

Hafner, M. & Meier, A. (2005). *Geriatrische Krankheitslehre I – Psychiatrische und neurogene Symptome*. Bern: Huber.

Hülshoff, T. (2008). *Das Gehirn*. Bern: Huber.

Rahman, S. & Howard, R. (2019). *Demenz kompakt. Kurzlehrbuch zur Pflege und Versorgung von Menschen mit Demenz*. Bern: Hogrefe. https://doi.org/10.1024/85934-000

KONZEPTE

Aggression/Gewalt/Missbrauch/Sexualisierte Gewalt/Übergriffe

Bartholomew, K. (2009). *Feindseligkeit unter Pflegenden beenden. Wie sich das Pflegepersonal gegenseitig das Leben schwer macht und den Nachwuchs vergrault – Analysen und Lösungen*. Bern: Huber.

Baumeister, B. & Beck, T. (2017). *Schutz in der häuslichen Betreuung alter Menschen. Misshandlungssituationen vorbeugen und erkennen – Betreute und Betreuende unterstützen*. Bern: Hogrefe. https://doi.org/10.1024/85664-000

Nau, J., Walter, G. & Oud, N.E. (2018). *Gewaltfreie Pflege. Praxishandbuch zum Umgang mit aggressiven und potenziell gewalttätigen Patienten.* Bern: Hogrefe. https://doi.org/10.1024/85866-000

Nau, J., Walter, G. & Oud, N.E. (Hrsg.). (2019). *Aggression, Gewalt und Aggressionsmanagement. Lehr- und Praxishandbuch zur Gewaltprävention für Pflege-, Gesundheits- und Sozialberufe* (2. Aufl.). Bern: Hogrefe. https://doi.org/10.1024/85845-000

Fachstelle für Gleichstellung, Frauenklinik Maternité, Verein Inselhof Triemli. (2010). *Häusliche Gewalt erkennen und richtig reagieren. Handbuch für Medizin, Pflege und Beratung* (2. Aufl.). Bern: Huber.

Tschan, W. (2012). *Sexualisierte Gewalt. Praxishandbuch zur Prävention sexueller Grenzverletzungen bei Menschen mit Behinderungen*. Bern: Huber.

Angst

Forsyth, J.P. & Eifert, G.H. (2018). *Mit Ängsten und Sorgen erfolgreich umgehen*. Bern: Hogrefe. https://doi.org/10.1026/02943-000

Hax-Schoppenhorst, T. & Kusserow, A. (Hrsg.). (2014). *Das Angst-Buch für Pflege und Gesundheitsberufe*. Bern: Huber.

Beziehungen/Soziale Interaktion/Einsamkeit

Peplau, H.E. (2009). *Zwischenmenschliche Beziehungen in der Pflege* (2. Aufl.). Bern: Huber.

Bauer, R. (2018). *Beziehungspflege. Kongruente Beziehungsarbeit für Pflege-, Sozial- und Gesundheitsberufe* (3. Aufl.). Bern: Hogrefe. https://doi.org/10.1024/85806-000

Hax-Schoppenhorst, T. & Herrmann, M. (Hrsg.). (2020). *Treue und Vertrauen*. Bern: Hogrefe.

Hax-Schoppenhorst, T. (Hrsg.). (2018). *Das Einsamkeits-Buch. Wie Gesundheitsberufe einsame Menschen verstehen, unterstützen und integrieren können.* Bern: Hogrefe. https://doi.org/10.1024/85793-000

Watzlawik, P., Beavin, J.H. & Jackson, D.D. (2017). *Menschliche Kommunikation. Formen, Störungen, Paradoxien*. Bern: Hogrefe. https://doi.org/10.1024/85745-000

Depression

Hax-Schoppenhorst, T. & Jünger, S. (Hrsg.). (2016). *Das Depressions-Buch für Pflege und Gesundheitsberufe*. Bern: Hogrefe.

Hautzinger, M. (2018). *Ratgeber Depression. Informationen für Betroffene und Angehörige* (2. Aufl.). Göttingen: Hogrefe. https://doi.org/10.1026/02860-000

Demenz

Clarke, C. & Wolverson, E. (2019). *Positive Demenzpflege*. Bern: Hogrefe. https://doi.org/10.1024/85801-000

Held, C. (2018). *Was ist gute Demenzpflege?* (2. Aufl.). Bern: Hogrefe. https://doi.org/10.1024/85655-00

Smith, P.T.M. (2017). *Stressreduzierende Pflege von Menschen mit Demenz*. Bern: Hogrefe.

Taylor, R. (2013). *Hallo Mr. Alzheimer.* Bern: Huber.

Taylor, R. (2011). *Alzheimer und Ich* (3. Aufl.). Bern: Huber.

Familienzentrierung

Wright, L.M., Leahey, M., Shajani, Z. & Snell, D. (2020). *Familienzentrierte Pflege. Lehrbuch für Familienassessment und Interventionen* (4. Aufl.). Bern: Hogrefe.

Herausforderndes Verhalten/BPSD

Barrick, A.E. (2021). *Körperpflege ohne Kampf* (2. Aufl.). Bern: Hogrefe. (Plan)

Bonifas, R. (2018). *Mobbing und Bullying unter alten Menschen.* Bern: Hogrefe. https://doi.org/10.1024/85767-000

Hejlskov Elvén, B. & Abild McFarlane, S. (2020). *Herausforderndes Verhalten bei Menschen mit psychischen Störungen. Praxisbuch für Pflege- und Gesundheitsberufe.* Bern: Hogrefe. https://doi.org/10.1024/86000-000

James, I.A. (2019). *Herausforderndes Verhalten bei Menschen mit Demenz* (2. Aufl.). Bern: Hogrefe. https://doi.org/10.1024/85826-000

Marshall, M. & Allan, K. (2010). *„Ich muss nach Hause". Ruhelose Menschen mit einer Demenz verstehen.* Bern: Huber.

Urselmann, W. (2021). *Schreien und Rufen – Herausforderndes Verhalten bei Menschen mit Demenz* (2. Aufl.). Bern: Hogrefe.

Weber-Long, S. (2021). *Herausforderndes Verhalten.* Bern: Hogrefe. (Plan)

White, E. (2013). *Sexualität bei Menschen mit Demenz.* Bern: Huber.

Humor

Gutmann, J. (2016). *Humor in der psychiatrischen Pflege.* Bern: Hogrefe.

Krise/Trauma

Aguilera, D.C. (2000). *Krisenintervention. Grundlagen – Methoden – Anwendung.* Bern: Huber.

Fastner, M. (2021). *Krisenintervention im pflegerischen Setting.* Bern: Hogrefe.

Fringer, A. (2019). *Das Buchser Pflegeinventar für häusliche Krisensituationen (BLiCK).* Bern: Hogrefe. https://doi.org/10.1024/85856-000

Gschwend, G. (2011). *Notfallpsychologie und Trauma-Akuttherapie* (3. Aufl.). Bern: Huber.

Person-zentrierte Pflege/DCM

Brooker, D. (2008). *Person-zentriert pflegen. Das VIPS-Modell zur Pflege und Betreuung von Menschen mit Demenz.* Bern: Huber.

Kitwood, T. (2019). *Demenz* (8. Aufl.). Bern: Hogrefe. https://doi.org/10.1024/86004-000

Riesner, C. (Hrsg.). (2014). *Dementia Care Mapping (DCM) – Evaluation und Anwendung im deutschsprachigen Raum.* Bern: Huber.

Recovery

Barker, P. & Buchanan-Barker, P. (2020). *Das Gezeiten-Modell. Der Kompass für eine recovery-orientierte, Psychiatrische Pflege* (2. Aufl.). Bern: Hogrefe.

Watkins, P.N. (2009). *Recovery – wieder genesen können. Ein Handbuch für Psychiatrie-Praktiker.* Bern: Huber.

Resilienz

McAllister, M. & Lowe, J. B. (2019). *Resilienz und Resilienzförderung bei Pflegenden und Patienten. Widerstandsfähiger werden trotz widriger Umstände* (2. Aufl.). Bern: Hogrefe. https://doi.org/10.1024/85949-000

Selbstkonzept/Körperbild

Uschok, A. (Hrsg.). (2016). *Körperbild und Körperbildstörungen. Handbuch für Pflege- und Gesundheitsberufe*. Bern: Hogrefe.

Selbstvernachlässigung

Gogl, A. (2014). *Selbstvernachlässigung bei alten Menschen. Von den Phänomenen zum Pflegehandeln.* Bern: Huber.

Selbsttötung/Suizid

Chehil, S. & Kutcher, S. (2013). *Das Suizidrisiko. Abschätzung der Suizidgefahr und Umgang mit Suizidalität*. Bern: Huber.

Teismann, T. & Dorrmann, W. (2014). *Suizidalität*. Göttingen: Hogrefe.

Stress/Coping

Hill Rice, V. (2005). *Stress und Coping. Lehrbuch für Pflegepraxis und -wissenschaft*. Bern: Huber.

Sucht/Abhängigkeit

Kutschke, A. (2012). *Sucht – Alter – Pflege. Praxishandbuch für die Pflege suchtkranker alter Menschen*. Bern: Huber.

Teeson, M., Degenhardt, L. & Hall, W. (2007). *Suchtmittel und Abhängigkeit. Formen – Wirkung – Interventionen*. Bern: Huber.

Verwirrtheit/Delir

Savaskan, E. & Hasemann, W. (2017). *Leitlinie Delir. Empfehlungen zu Prävention, Diagnostik und Therapie des Delirs im Alter.* Bern: Hogrefe. https://doi.org/10.1024/85761-000

Scholz, A.-K. & Niepel, A. (2019). *Das CC©-Konzept. Integratives Therapiekonzept für Menschen mit Gedächtnisverlust und neurokognitiven Störungen*. Bern: Hogrefe. https://doi.org/10.1024/85900-000

Klassifikationen

Rudolf, W., Bulechek, G. M., Butcher, H. K. Dochterman, J. M. & Wagner, C. M. (2015). *Pflegeinterventionsklassifikation (NIC)*. Bern: Hogrefe.

American Psychiatric Association. (2018). *Diagnostisches und Statistisches Manual Psychischer Störungen (DSM-5)* (2. Aufl.). Göttingen: Hogrefe.

Müller Staub, M., Schalek, K. & König, P. (Hrsg.). (2016). *Pflegeklassifikationen. Anwendung in Praxis, Bildung und elektronischer Pflegedokumentation*. Bern: Hogrefe.

Moorhead, S., Johnson, M., Maas, M.L. & Swanson, E. (2013). *Pflegeergebnisklassifikation (NOC)*. Bern: Huber.

World Health Organization, Dilling, H., Mombour, W. & Schmidt, M.H. (2015). *Internationale Klassifikation psychischer Störungen* (10. Aufl.). Göttingen: Hogrefe.

Pflegeprozess

Rudolf, W., Bulechek, G.M., Butcher, H.K. Dochterman, J.M. & Wagner, C.M. (2015). *Pflegeinterventionsklassifikation (NIC)*. Bern: Hogrefe.

Carlat, D.J. (2013). *Das psychiatrische Gespräch. Interviewstrategie, Anamnese, Befunderhebung, diagnostische und therapeutische Gesprächstechniken*. Bern: Huber.

Doenges, M.E., Moorhouse, M.F. & Murr, A.C. (2019). *Pflegediagnosen und Pflegemaßnahmen* (6. Aufl.). Bern: Hogrefe.

Gordon, M. (2013). *Pflegeassessment Notes. Pflegeassessment und klinische Entscheidungsfindung*. Bern: Huber.

Gordon, M. & Georg, J. (2020). *Handbuch Pflegediagnosen* (6. Aufl.). Bern: Hogrefe. https://doi.org/10.1024/85794-000

May, H., Edwards, P. & Brooker, D. (2011). *Professionelle Pflegeprozessplanung. Person-zentrierte Pflegeplanung für Menschen mit Demenz*. Bern: Huber.

Moorhead, S., Johnson, M., Maas, M.L. & Swanson, E. (2013). *Pflegeergebnisklassifikation (NOC)*. Bern: Huber.

Townsend, M.C. (2012). *Pflegediagnosen und Pflegemassnahmen für die Psychiatrische Pflege. Handbuch zur Pflegeplanerstellung* (3. Aufl.). Bern: Huber.

Settings

Schmid-Quernheim, F. & Hax-Schoppenheim, T. (Hrsg.). (2018). *Praxisbuch Forensische Psychiatrie. Behandlung und ambulante Nachsorge im Maßregelvollzug* (3. Aufl.). Bern: Hogrefe. https://doi.org/10.1024/85800-000

Interventionen/Techniken/Skills

Domenig, D. (2021). *Transkulturelle und transkategoriale Kompetenz. Lehrbuch zum Umgang mit Vielfalt, Verschiedenheit und Diversity für Pflege-, Gesundheits- und Sozialberufe* (3. Aufl.). Bern: Hogrefe.

Elbe, D., Black, T.R., McGrane, I.R. & Procyshyn, R.M. (Eds.). (2019). *Clinical Handbook of Psychotropic Drugs for Children and Adolescents* (4th ed.). Göttingen: Hogrefe.

Frick, J. (2018). *Die Kraft der Ermutigung* (3. Aufl.). Bern: Hogrefe.

Germann-Tillmann, T., Merklin, L. & Näf, A.S. (2019). *Tiergestützte Intervention* (2. Aufl.). Bern: Hogrefe. https://doi.org/10.1024/85822-000

Procyshyn, R.M., Bezchlibnyk-Butler, K.Z. & Jeffries, J.J. (Eds.). (2019). *Clinical Handbook of Psychotropic Drugs* (23rd ed.). Göttingen: Hogrefe.

Schneiter, R. & Föhn, M. (Hrsg.). (2020). *Lehrbuch Gartentherapie* (2. Aufl.). Bern: Hogrefe. https://doi.org/10.1024/85742-000

Schwarz, R. (2007). *Supervision in der Pflege*. Bern: Huber.

Stefanoni, S. & Alig, B. (2009). *Pflegekommunikation. Gespräche im Pflegeprozess*. Bern: Huber.

Waldboth, V., Suter-Riederer, S., Föhn, M., Schneiter-Ulmann, R. & Imhof, L. (2017). *Pflanzengestützte Pflege*. Bern: Hogrefe. https://doi.org/10.1024/85762-000
Wengenroth, M. (2016). *Das Leben annehmen. So hilft die Akzeptanz- und Commitment-Therapie (ACT)*. Bern: Hogrefe.
Werner, S. (2016). *Alltagsbegleiter Notes*. Bern: Hogrefe. https://doi.org/10.1024/85654-000

Patientenedukation

Klug Redman, B. (2009). *Patientenedukation*. Bern: Huber.
Klug Redman, B. (2009). *Selbstmanagement chronisch Kranker*. Bern: Huber.
London, F. (2010). *Informieren, Schulen, Beraten*. Bern: Huber.

VIPS/Classics

Peplau, H. E. (2009). *Zwischenmenschliche Beziehungen in der Pflege* (2. Aufl.). Bern: Huber.
Schädle-Deiniger, H. (2013). *Ruth Schröck- «Es gibt keinen Grund nichts zu tun»*. Ausgewählte Werke, Anekdoten und Begegnungssplitter. Bern: Huber.

Professionelle Selbstpflege

Kieser, G. (2020). *Achtsamkeitsbasierte Persönlichkeitsentwicklung. Praxisbuch für Menschen in Gesundheits-, Pflege- und Sozialberufen*. Bern: Hogrefe. https://doi.org/10.1024/85947-000
Sheridan, C. (2020). *Achtsamkeit und Mitgefühl in der Pflege. Praxisbuch für achtsame und selbstmitfühlende Pflege*. Bern: Hogrefe. https://doi.org/10.1024/85982-000

FACHZEITSCHRIFT

Schulz, M., Hahn, S., Hemkendreis, B., Löhr, M., Sauter, D. & Zuaboni, G. (Hrsg.). *Psychiatrische Pflege* (6 Hefte/Jahr)
Batra, A., Bühringer, G., Mühlig, S. & Rumpf, H. -J. (Hrsg.). *SUCHT* (6 Hefte/Jahr)

Zusammenstellung: Jürgen Georg, Linnéa Hölterhoff (8-2020)

Autorin

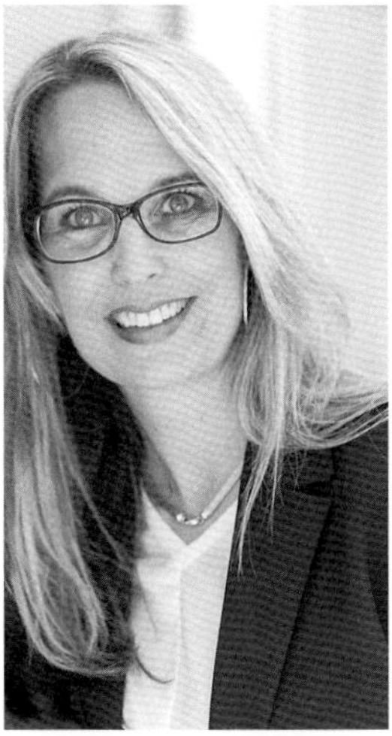

(Foto: Daniela Gruber, BFI Salzburg)

Manuela Fastner ist Pflegepädagogin, MSc, Diplomierte Gesundheits- und Krankenschwester, Dipl. Mentaltrainerin, Supervisorin und betriebspsychologische Beraterin. Sie lebt mit ihrer Familie in Bad Reichenhall/Oberbayern. Als Lehrerin für Gesundheits- und Pflegeberufe unterrichtet sie in Salzburg. Des Weiteren arbeitet sie als Dipl. Gesundheits- und Krankenschwester in der Arztpraxis ihres Ehemannes. Ihr Schwerpunkt als Pflegepädagogin und Dozentin in Seminaren für Pflegefachpersonen und Gesundheitsberufe liegt im Kommunikationstraining und der Supervision. Durch die Tätigkeit in Theorie und Praxis ist ihr die Verknüpfung von fachlichem Hintergrundwissen und praktischer Erfahrung zur Thematik der pflegerischen Krisenintervention ein großes Anliegen.

Kontakt: fastner.krisenintervention@gmail.com

Sachwortverzeichnis